Bakhtiyor Ergashev
Shakhzod Kamolov
Bekzod Ismadiyarov

OBSTRUÇÃO CONGÉNITA DO INTESTINO DELGADO EM RECÉM-NASCIDOS

Bakhtiyor Ergashev
Shakhzod Kamolov
Bekzod Ismadiyarov

OBSTRUÇÃO CONGÉNITA DO INTESTINO DELGADO EM RECÉM-NASCIDOS

(clínica, diagnóstico e tratamento

ScienciaScripts

Imprint

Any brand names and product names mentioned in this book are subject to trademark, brand or patent protection and are trademarks or registered trademarks of their respective holders. The use of brand names, product names, common names, trade names, product descriptions etc. even without a particular marking in this work is in no way to be construed to mean that such names may be regarded as unrestricted in respect of trademark and brand protection legislation and could thus be used by anyone.

Cover image: www.ingimage.com

This book is a translation from the original published under ISBN 978-620-8-01206-9.

Publisher:
Sciencia Scripts
is a trademark of
Dodo Books Indian Ocean Ltd. and OmniScriptum S.R.L publishing group

120 High Road, East Finchley, London, N2 9ED, United Kingdom
Str. Armeneasca 28/1, office 1, Chisinau MD-2012, Republic of Moldova, Europe
Printed at: see last page
ISBN: 978-620-8-19301-0

Conteúdo

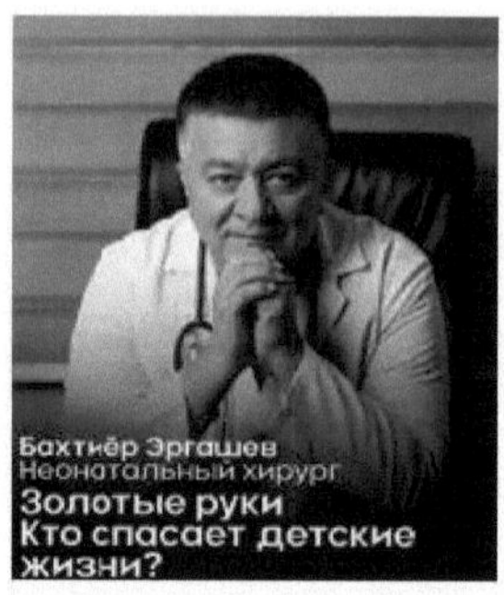

Bakhtiyor Ergashev - Doutor em Ciências Médicas, Diretor do Centro Republicano de Formação e Metodologia de Cirurgia Neonatal da ROC, Professor do Departamento de Cirurgia Infantil Hospitalar, Instituto Médico Pediátrico de Tashkent. É autor de uma operação bem sucedida em gémeos siameses na República do Uzbequistão e de 10 recomendações metodológicas, 3 monografias, 2 manuais, 4 patentes de invenção e mais de 150 artigos científicos.

Especialização científica: Cirurgia neonatal, cirurgia pediátrica, cirurgia abdominal, urologia e coloproctologia.

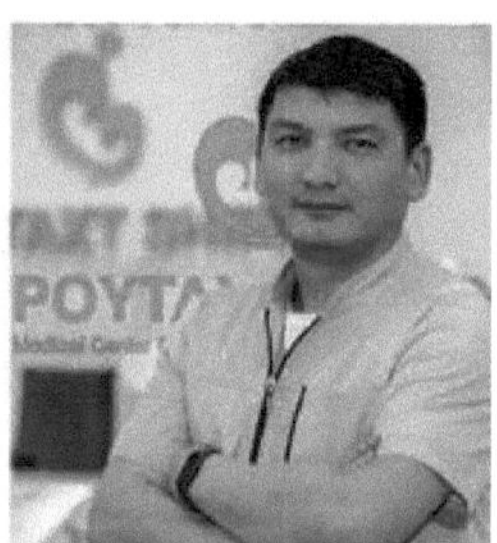

Shakhzod Kamolov é candidato a doutoramento em ciências médicas. Professor associado do Departamento de "Ciências fundamentais no domínio da medicina" da Universidade Internacional Kime de Tashkent. Médico da categoria mais elevada do Centro Republicano de Formação e Metodologia de Cirurgia Neonatal. Autor de 2 recomendações metodológicas e mais de 20 publicações científicas.

Especialização científica: Cirurgia neonatal, cirurgia pediátrica, cirurgia abdominal, urologia e coloproctologia.

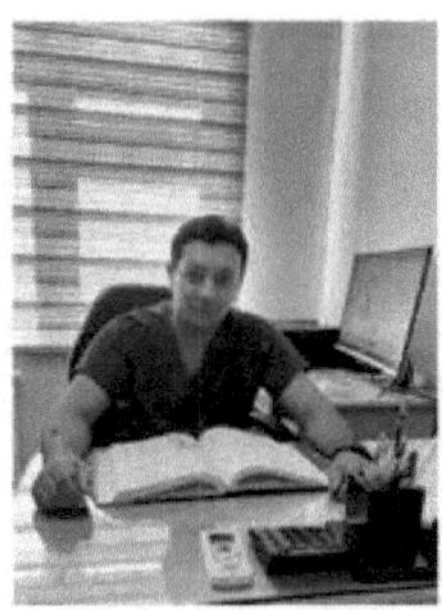

Bekzod Ismadiyarov é candidato a ciências médicas (doutoramento). Assistente do Departamento de Cirurgia Pediátrica Hospitalar do Instituto Médico Pediátrico de Tashkent. Médico de primeira categoria do centro educacional, terapêutico e metodológico republicano de cirurgia neonatal. Autor de 2 recomendações metodológicas, 2 monografias, 1 livro didático e mais de 25 publicações científicas.

Especialização científica: Cirurgia neonatal, cirurgia pediátrica, cirurgia abdominal, urologia e coloproctologia.

INTRODUÇÃO

De acordo com os dados da OMS, de todas as malformações congénitas, um quarto são doenças gastrointestinais, em termos de frequência de ocorrência ocupam o terceiro lugar, e as complicações do período pós-operatório precoce destas patologias variam numa vasta gama de 9 a 77%, o que reduz a eficiência funcional das intervenções cirúrgicas, e em 13% dos doentes forçados a recorrer a intervenções repetidas para efeitos de reconstrução do trato gastrointestinal. Atualmente, para evitar complicações graves das malformações congénitas, a escolha dos métodos de tratamento, tendo em conta os mecanismos patogénicos, e a melhoria das tácticas cirúrgicas é um dos problemas mais importantes da medicina.

No mundo, a percentagem de crianças que nascem com malformações congénitas (CMD), apesar das conquistas modernas da ciência, não está a diminuir e atinge 4,5%, sendo 25% delas patologias gastrointestinais, das quais um terço requer intervenção cirúrgica de emergência durante as primeiras horas de vida, e um em cada cinco recém-nascidos morre devido a estas patologias.

A incidência de atresia do intestino delgado (ATnC): jejuno (ATC) e íleo (IE) varia de 20 a 50%, com uma incidência de 1:1000 a 1:3000 neonatos. Está frequentemente associada a outras anomalias como a gastrosquise, a omfalocele e as malformações cardíacas. Em 10,8% dos casos, está associada a cistofibrose pancreática e fibrose cística (Kumaran N., 2002), levando ao desenvolvimento de SK obturador, que por sua vez leva a um pós-operatório difícil[14,121,130].

Por isso, o diagnóstico de malformações gastrointestinais no período pós-natal desempenha um papel importante. O diagnóstico atempado destas malformações após o nascimento, a avaliação do quadro morfológico e clínico - tudo isto determina as tácticas posteriores de tratamento do doente e melhorará ainda mais os resultados do tratamento de doentes com obstrução gastrointestinal. Atualmente, durante o período neonatal, a obstrução congénita do intestino delgado é a principal causa que requer cirurgia de emergência.

Assim, a melhoria da qualidade do tratamento cirúrgico da ATNK e a redução das complicações pós-operatórias e da mortalidade nos recém-nascidos através da otimização do diagnóstico pré-natal e pós-natal e da melhoria do tratamento cirúrgico é uma das direcções modernas e de grande importância científica e prática.

CAPÍTULO I

ASPECTOS ACTUAIS DA
OBSTRUÇÃO CONGÉNITA
DO INTESTINO DELGADO (JEJUNOILEAL)

Durante o desenvolvimento intrauterino, o intestino humano é colocado sob a forma de um tubo endodérmico e diferencia-se em secções a partir da 4ª semana de vida do embrião. Na 5.ª semana, forma-se a boca primária e, na 5.ª semana, o tubo intestinal torna-se multicamadas, enquanto o lúmen intestinal é obturado e começa a fase do "cordão denso". A taxa máxima de formação encontra-se ao nível do futuro duodeno e jejuno, onde se detecta a grande maioria das anomalias de desenvolvimento gastrointestinal. A partir da 6ª semana, começa a "fase de vacuolização" e, na 8ª semana, a restauração do lúmen intestinal está concluída. É nesta fase que a atresia e a estenose podem desenvolver-se se o processo normal não for seguido [14,103].

Paralelamente, a rotação normal intra-uterina do "intestino médio" começa na 5ª semana de desenvolvimento intrauterino e divide-se em 3 períodos O primeiro período caracteriza-se por um crescimento rápido e dura até à 10ª semana de vida fetal. No *segundo período,* o "intestino médio" regressa à cavidade abdominal crescida, que começa às 10 semanas e dura até às 12 semanas. O terceiro período, até ao nascimento, caracteriza-se por uma diminuição do nível do ceco para o íleo direito e pela fixação do mesentério intestinal [14,19].

As causas da NTCC podem ser divididas em três grupos: distúrbios na fase de formação do tubo intestinal: atresia, estenose, membranas; na fase de rotação do intestino médio ("rotação"); e neoplasias congénitas que levam à compressão da parede intestinal [2,16]. A atresia intestinal forma-se normalmente nas primeiras 3-4 semanas de desenvolvimento intrauterino quando um dos mecanismos acima referidos é perturbado [46,82].

De acordo com a literatura, a divisão anormal do cromossoma 22qll é um fator importante no desenvolvimento da atrésia intestinal. O segundo mecanismo é a hereditariedade autossómica recessiva. Além disso, em 9-10% dos casos, a atresia é combinada com a fibrose cística; portanto, se um recém-nascido com ATC e APC tem atresia, é necessário fazer um rastreio para a presença ou ausência de fibrose cística [14,30,62].

Algumas fontes referem uma teoria genética para a ocorrência da atrésia intestinal: a relação entre a atrésia congénita e a desregulação do microRNA (ácido ribonucleico) [14,92,103].

Atualmente, existe também uma teoria isquémica na etiologia desta doença [7,8,36].

Os erros de diagnóstico e tácticos ocorrem principalmente no período pré-natal e acabam por afetar os resultados do tratamento destas doentes. No diagnóstico da GNR durante a gravidez no período inicial é necessário realizar um exame de rastreio por ultra-sons (ecografia), este é realizado em 3 fases: 3 fases: às 11-13 semanas - 1º trimestre,às21-24 semanas - 2º trimestre, às30-34 semanas - 3º trimestre[40,62,63,126].

A presença de ATnC é indicada pela presença de área dilatada do jejuno em formas elevadas de atresia. Deve-se lembrar que vários níveis de líquido são detectados, em comparação com a DA, na qual dois são detectados como um sintoma de "bolha dupla"[14,51,95].

A presença de anovasos também é favorável a esta patologia, mas o grau é menos pronunciado do que na AD. O método de medição de uma bolsa de líquido amniótico livre: se a quantidade de líquido amniótico aumentar mais de 8 cm, indica hiperviscosidade. A acumulação de líquido amniótico pode sugerir obstrução intestinal proximal, uma vez que este é normalmente absorvido nas partes distais[19,30,51]. O fluxo sanguíneo mesentérico anormal na CNAA tipo IIIb pode ser diagnosticado pelo exame de Doppler colorido dos vasos mesentéricos no final da gravidez.

No diagnóstico precoce de anomalias do trato gastrointestinal em recém-nascidos, os métodos mais informativos são a radiologia e a endoscopia intraluminal, com a ajuda das quais se torna possível desenvolver um plano de intervenção cirúrgica tendo em conta a análise das caraterísticas anatómicas e funcionais do órgão anomalamente desenvolvido; monitorizar a evolução do processo patológico em dinâmica e controlar o curso do período pós-operatório [30, 51].

Uma radiografia abdominal de revisão confirma o diagnóstico de ATnC no período pós-natal - o sintoma de "dupla bolha"[14,55].

A irrigografia é utilizada apenas para o diagnóstico de malrotação ou em casos duvidosos para o diagnóstico diferencial com outras doenças com semelhanças com a atrésia do cólon [126].

A ecografia abdominal é necessária não só para confirmar esta patologia, mas também para detetar uma patologia tão rara - a transposição de órgãos internos, uma vez que será necessário efetuar uma incisão na parede abdominal num local diferente [9,16].

Os sinais radiológicos da perfuração do intestino delgado e da peritonite intra-uterina são "formação volumosa" da cavidade abdominal na metade direita do abdómen e, no lado oposto, alças dilatadas do intestino delgado com múltiplos "níveis" de líquido. Um sintoma específico de atresia múltipla é a deteção de calcificações de mecónio sob a forma de um "colar de pérolas" [51,56].

Atualmente, a endoscopia virtual do intestino delgado é informativa para desenvolver um plano e modelar a intervenção cirúrgica [126].

A tomografia computorizada com contraste e a modelação da forma são adequadas quando é necessário efetuar uma tomografia computorizada do corpo do recém-nascido para confirmar outras malformações combinadas [14].

Em algumas fontes, afirma-se que o grau da área afetada do intestino dilatado e a sua extensão dependem do nível da malformação: quanto mais baixo o nível de atresia, mais pronunciadas são as alterações destrutivas, o que é confirmado por estudos histológicos [83,84,145].

Durante o estudo histológico, alguns autores (S.Suchithan et al. 2017) indicam a presença de calcificação intramural e uma reação pronunciada de células gigantes do corpo estranho na amostra da área atresiada do intestino e da área adjacente. Concluiu-se que existe uma relação entre o padrão histomorfológico e o tamanho do local da atresia e a duração da isquémia[48,145].

A classificação da ATnC foi originalmente proposta por L.W. Martin e J.T. Zerella (1976). Mais tarde, J.L. Grosfeld (1979) corrigiu-a, acrescentando um novo tipo de obstrução - anomalia tipo casca de maçã e ATnC múltiplas[14,19,145].Atualmente, o tipo de obstrução ileal atrésica é determinado de acordo com a classificação de J.L. Grosfeld (Tabela 1.1.) [145]. Grosfeld (Tabela 1.1.) [145].

Quadro 1.1.

Classificação da atresia na obstrução ileal por
J.L. Grosfeld.

Tipo de atresia	Caracterização
I	atresia membranosa (septal) - tem uma membrana que oclui completamente o lúmen intestinal
II	Cordão fibroso entre os segmentos proximal e distal: um quadro de segmento proximal dilatado e hipertrofiado e segmento distal hipoplásico com comprimento preservado do intestino delgado.
Xá	Rutura do mesentério em forma de V com encurtamento não crítico do comprimento do intestino
P1B	Atresia do intestino delgado proximal com ausência da artéria mesentérica distal superior, o intestino delgado distal é torcido como uma "casca de maçã" ou "árvore de Natal". Os recém-nascidos com esta patologia são frequentemente prematuros com má-rotação associada (50% dos casos). A oclusão da artéria de alimentação é acompanhada, na maioria dos casos, por um extenso enfarte do tubo intestinal. Neste caso, observa-se um encurtamento significativo do intestino
IV	As ATnC múltiplas sob a forma de um "feixe em salsicha" são representadas por uma combinação dos tipos 1-Sha e ocorrem em 20-35% dos doentes com obstruções intersticiais

Também foram encontradas evidências de diminuição da espessura e da contratilidade das fibras musculares e alterações nas células intersticiais de Cajal em áreas do intestino acima e abaixo do local da atrésia[32,33,145].

De acordo com a teoria dos distúrbios da desregulação neuromuscular, as células de Cajal podem ser importantes no desenvolvimento de patologia motora em crianças de diferentes idades, devido à sua associação com os receptores de estiramento intestinal [83,84,145].

O valor prático dos estudos acima referidos é o facto de ajudarem a determinar a extensão da área da lesão que terá de ser ressecada para evitar complicações pós-operatórias relacionadas com a patologia da estrutura histológica da parede intestinal[70,81].

Em 1902, o cirurgião alemão H. Braun realizou pela primeira vez uma enterostomia num recém-nascido com ATNK. Assim, iniciou-se o desenvolvimento de várias modificações da enterostomia. Por exemplo, a enterostomia intestinal dupla em crianças com ATCN proposta por Spriggs em 1910 levou à morte em 100% dos casos [142]. A intervenção cirúrgica com a criação de uma anastomose inter-intestinal lado a lado em 1911 por P. Fockenso M. para a ATNK foi eficaz [81,142].

Em doentes com malformações intestinais congénitas, necrose e perfuração, J. Randolf et al. Randolf et al. propuseram a realização de enterostomia de acordo com J. Mikulicz em 1940. Mikulicz em 1940. R. Hiatt e P. Wilson em 1948 realizaram pela primeira vez a enterostomia em recém-nascidos com obstrução meconial [137,142]. A criação de uma anastomose com retirada do intestino desviado como estoma foi proposta por Bishop e C. Koorv em 1957 [37,79].

A técnica de anastomose inter-intestinal lado a lado com uma jejunostomia terminal proximal foi proposta por T. Santulli (1961), cuja utilização reduziu a mortalidade das crianças de 80% para 62%. No entanto, este método causava problemas frequentes de permeabilidade da anastomose devido a dobras. Os métodos mais avançados de cirurgia para estas malformações são as anastomoses inter-intestinais descompressivas em forma de "T", com baixo risco de insucesso [79,142].

A técnica de anastomose término-terminal foi proposta em 1967 por J. Louw. Para Louw, o segmento dilatado é ressecado e o intestino normal é suturado ao segmento distal cruzado obliquamente. Com esta técnica, a taxa de sobrevivência atingiu os 80% [130,142].Com esta técnica, muitos cirurgiões preferem anastomoses rectas, que não criam um obstáculo ao crescimento adequado do intestino, não conduzem a deformidades e são tecnicamente mais fáceis de executar [10,26,92].De acordo com alguns investigadores, a técnica de anastomose término-terminal é eficaz quando o diâmetro das alças intestinais é comparável [20,22,105].

Na correção da VTCN neonatal, é necessária uma união intestinal de trabalho quando existe uma grande diferença nos diâmetros dos segmentos intestinais, enquanto as anastomoses tradicionais têm baixa eficácia devido a falhas e defeitos funcionais [62].

A técnica de anastomose oblíqua foi proposta por I.V. Filipov et al. (2007). De acordo com os estudos destes autores, é possível criar várias anastomoses inter-intestinais no tipo IIIB e na combinação de atresia dos tipos II e IV. As seguintes caraterísticas são favoráveis a esta operação: ressecção intestinal mínima no período pós-operatório precoce restauração rápida da função intestinal [56,57].

Na atresia tipo III-IV, a ressecção da atresia e a colocação de uma anastomose inter-intestinal terminal de ponta a ponta é a abordagem mais adequada [78].

Segundo Williams et al. (2012), na ATK e AIC, o mais adequado e que preserva o comprimento intestinal é a técnica de anastomose intestinal primária oblíqua ou direta término-terminal. Essa técnica foi testada em 30 recém-nascidos [139,143].

A anastomose inter-intestinal adaptada de acordo com J. Louw é amplamente utilizada. Louw com a frequência de suturas a cada 1 mm, o que determina a consistência absoluta das suturas e da anastomose [34].

De acordo com V.A. Savvin et al. (2012), com base na experiência de cirurgia de 42 recém-nascidos com HIC, considera-se que a ATnC é a anastomose inter-intestinal "ponta-a-ponta" mais aplicável fisiologicamente[46,47].

A restauração da patência e do lúmen intestinal é mais expetável quando é aplicada uma anastomose inter-intestinal primária[105].

V.K. Patil et al. (2001), com base nos resultados do tratamento de 65 pacientes, recomendam a anastomose inter-intestinal direta término-terminal com preservação do comprimento intestinal em todos os tipos de ATK e AIC. De acordo com Ahmed A. Khalaf (2010), que aplicou este método em neonatos com ATK e AIC, os resultados foram decepcionantes: metade dos pacientes teve falha na anastomose, resultando na morte dos pacientes [105,144].

M. Machmouchi (2011) sugeriu a ressecção do intestino atresiado e a inserção de um cateter de Foley no intestino proximal dilatado para descomprimir e reduzir o seu tamanho [105,142] em ATC múltipla e síndrome de pagode.

A anastomose de descarga em forma de T de Bishop-Koop, que é o método de escolha na ATNK combinada com a síndrome de pagoda, alivia a carga no intestino principal durante um longo período de tempo, a fim de restaurar a funcionalidade do intestino de saída, minimizando a perda de tempo de trânsito do conteúdo intestinal[10,14,105].

Existe uma técnica de anastomose em T, que é aplicável em ATNK - ressecção da parte de condução dilatada do intestino e dilatação da parte de retirada de acordo com Wangensteen com a aplicação de anastomose em T, sutura de acordo com Cherny e não intubação do intestino de retirada, mas em 55% dos doentes com síndrome prolongado de "ansa de condução não funcional" este método levou à morte [10,46,79].

Eduardo Branco-Blanchet sugeriu uma anastomose inter-intestinal em forma de "T", de acordo com SantullinpH, em caso de desfasamento de segmentos intestinais, perfuração intestinal e perfuração [18, 121]. No caso de ATnKWit J. múltiplo, sugeriu a aplicação de várias anastomoses e que a parte proximal do intestino fosse conduzida para fora por uma anastomose em forma de T [79,98].

A primeira anastomose videoassistida num doente com ATNK (tecnologia LAP-BAP) foi realizada por A. Yamatako et al. em 2004. Yamatako et al. em 2004: "através de uma incisão semilunar ao longo do bordo superior do umbigo, foi colocado um trocarte de 5 mm e a extremidade proximal atrésica do intestino foi identificada através de visualização endoscópica, após o que foi extraída para o exterior e foi efectuada uma anastomose intestinal extracorporal" [63]. [63].

Este método foi testado em 35 recém-nascidos por B. Li. A correção cirúrgica bem sucedida, sem sinais de falha da anastomose, utilizando anastomose laparoscópica em recém-nascidos com ATNK no segundo dia de vida foi relatada por Yu.A. Kozlov[105,142,145].

Complicações pós-operatórias e resultados.

No novo milénio, observa-se também uma elevada taxa de mortalidade de recém-nascidos com MVPD e descompensação dos sistemas cardiovascular, respiratório e urinário. O diagnóstico precoce máximo das malformações gastrointestinais congénitas é a chave para reduzir o número e a gravidade das complicações; a preparação pré-operatória e o transporte competente são também de grande importância [98]. A letalidade na obstrução congénita do intestino baixo é muitas vezes devida a complicações sépticas resultantes do diagnóstico tardio, sendo os recém-nascidos hospitalizados e operados por peritonite, imaturidade e prematuridade [149].

A falha da anastomose inter-intestinal ocorre em 5-10% dos pacientes, e a obstrução por SCC e aderência são frequentemente relatadas em sobreviventes [94].

A taxa de sobrevivência de neonatos com ATNK sem complicações tende a 100%. Entre os pacientes graves com atresia IIIb e IV, a mortalidade é de cerca de metade devido à SCC e à má absorção grave [59,60].

As taxas de mortalidade pós-operatória para a atresia congénita do intestino delgado estão distribuídas de forma diferente em diferentes regiões, por exemplo: na Índia em 2017 - 15,1%, na Rússia em 2019. - 21,7-25%, em África em 2020. - 50,1%, na Ucrânia em2021 - 42%.

A análise da literatura mostra que as publicações isoladas de autores nacionais e das repúblicas vizinhas confirmam a escassez de estudos sobre este problema no seu conjunto na região da Ásia Central e indicam a necessidade de melhorar o diagnóstico e o tratamento da AIE.

Resumo do capítulo

Assim, a análise dos dados da literatura sobre os aspectos modernos da embriogénese, da epidemiologia e do diagnóstico da IU mostra que a discussão dos critérios para o diagnóstico pré-natal da AIE fetal é extremamente importante, o diagnóstico precoce pré e pós-natal, a avaliação adequada da gravidade das crianças com obstrução do intestino delgado em diferentes fases do tratamento, tendo em conta as anomalias combinadas, as patologias somáticas concomitantes e as complicações, tem uma importância não só teórica mas também prática e exige o desenvolvimento de novas posições metodológicas.

A elevada incidência de complicações pós-operatórias exige o aperfeiçoamento dos métodos de correção cirúrgica desta malformação. As principais causas de desfechos letais em neonatos com VTCN estão associadas ao diagnóstico tardio da patologia e à imaturidade do paciente.

Uma abordagem integrada do diagnóstico e tratamento pré e pós-natal da atrésia ileal neonatal permitir-nos-ia desenvolver uma compreensão abrangente da patogénese nos períodos pré, intra e pós-operatório, das possíveis complicações cirúrgicas e melhorar os resultados da correção desta malformação.

CAPÍTULO II

CARACTERIZAÇÃO CLÍNICA DO MATERIAL E MÉTODOS DE INVESTIGAÇÃO.

2.1.Caracterização geral das observações clínicas

O trabalho foi efectuado com base no Centro Republicano de Formação e Metodologia para a Cirurgia Neonatal do ROC, no Departamento de Cirurgia Infantil Hospitalar do TashPMI.

O presente trabalho baseia-se nos resultados do diagnóstico e tratamento de 113 recém-nascidos com ATC e ACE no RCHS de 2014 a 2021. Durante este período, foram operados no centro 273 recém-nascidos com obstrução congénita do intestino delgado e grosso. Entre as malformações do tubo intestinal delgado, a atresia predominou em 113 (41,4%), menos frequentemente - estenose em 12 (4,4%), distúrbios de rotação e fixação intestinal em 23 (8,4%), íleo meconial em 26 (9,5%), outras malformações no intestino grosso (estenose, NEC, etc.) em 99 (36,3%) casos, respetivamente. Assim, a atresia foi observada na maioria das crianças admitidas no nosso centro com o diagnóstico de atresia congénita.

obstrução do intestino delgado. Esta foi a razão para escolher o tema da nossa tese.

Durante este período, foram admitidas 2799 crianças com várias anomalias de órgãos e sistémicas, entre as quais 113 (4%) com EIA (Fig. 2.1).

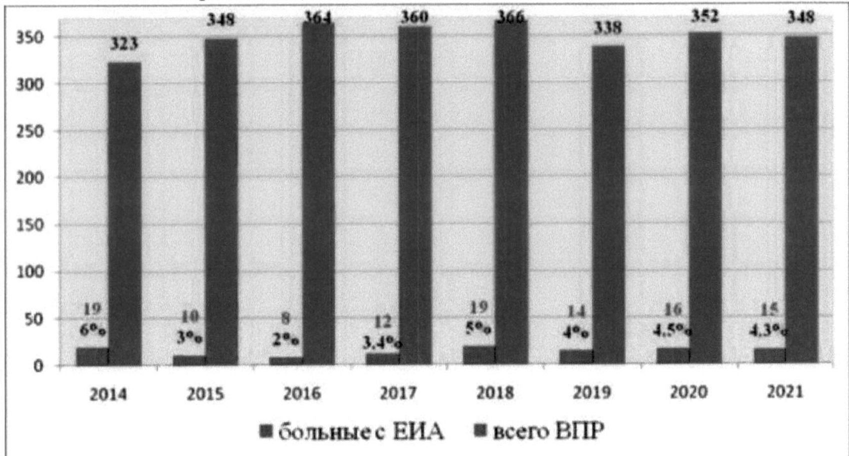

Fig.2.1 Dinâmica das crianças com diferentes IDTs e EIAs

Dos 113 recém-nascidos com EIA congénita, os rapazes eram - 57 (51%) e as raparigas - 56 (49%) (Fig.2.2).

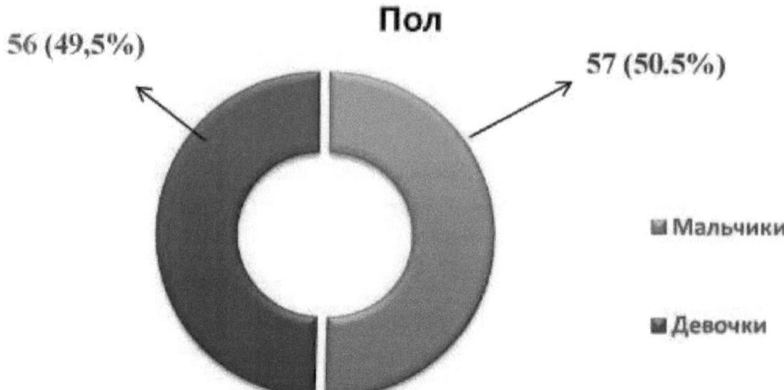

Figura 2.2. Distribuição dos pacientes por sexo

Os bebés pré-termo (por idade gestacional) foram 70 (62%) e os prematuros 43 (38%) (Figura 2.3). Destes, a prematuridade de grau I foi de 27 (23,9%), a de grau II e III -15 (13,2%), com peso crítico ao nascer
foi de 1 (0,9%) (Figura 2.3).

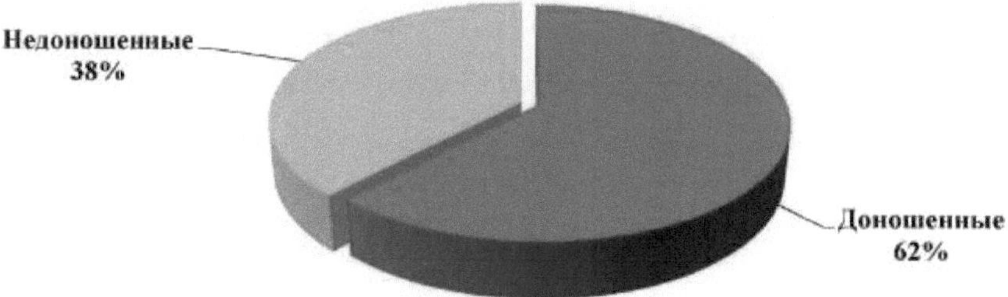

Figura 2.3. Distribuição dos recém-nascidos por idade gestacional

Como se pode ver pelos dados acima, a AIE foi parcialmente mais frequente nas crianças do sexo masculino (57%) e, por idade gestacional, prevaleceram os bebés pré-termo (62%). O nosso estudo mostra que o número de crianças nascidas com 38-40 semanas é maioritário (Fig. 2.4).

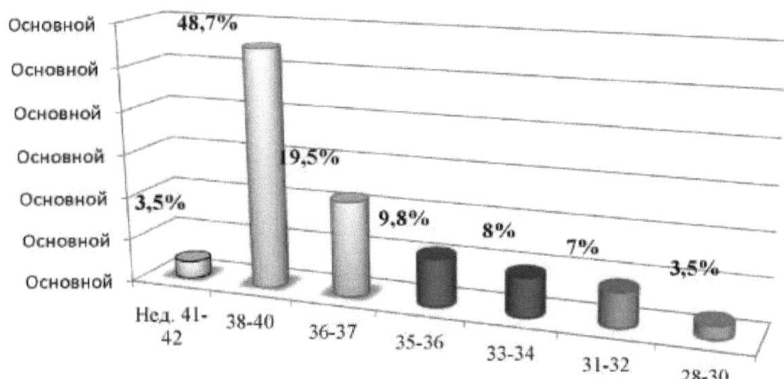

Fig. 2.4.Distribuição das crianças segundo a idade gestacional

Os recém-nascidos com AIE congénita foram incluídos no grupo de GIACD estudado. Isto deve-se ao facto de esta malformação gastrointestinal ser mais comum do que outras malformações gastrointestinais (NEC, ND, obstrução do cólon, estenoses, compressão do lúmen por vasos anormalmente localizados, tractos fetais, tumores abdominais) e requerer tratamento cirúrgico urgente nas primeiras horas após o nascimento (Fig. 2.5).

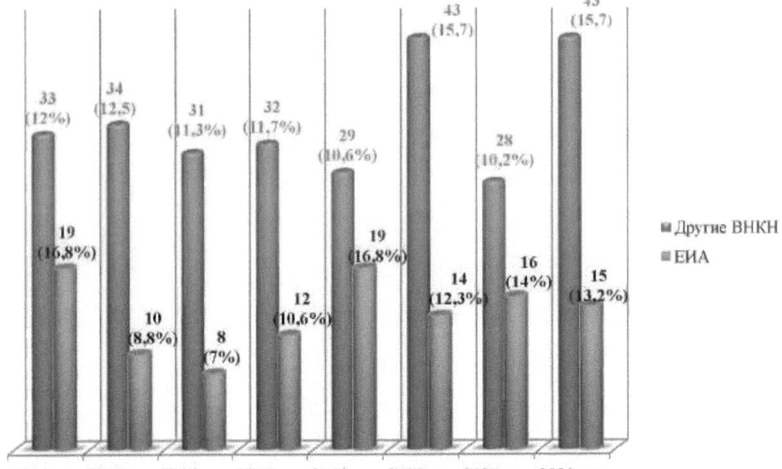

Fig.2.5: Dinâmica das inscrições e rácio de recém-nascidos com HIC e AIE congénitas

O exame dos recém-nascidos com anomalias do trato gastrointestinal antes da admissão no hospital cirúrgico incluiu: diagnóstico físico; sondagem gástrica; radiografia do tórax e do abdómen; e monitorização do sangue, da urina e dos parâmetros ácido-base.

Todos os 113 (100%) recém-nascidos foram examinados no âmbito deste programa.

A sondagem gástrica é recomendada em todos os doentes com suspeita de anomalias congénitas do tubo intestinal. Se forem obtidos mais de 25-30 ml de líquido esverdeado ou amarelo através da sonda, suspeita-se que a localização do defeito seja no duodeno ou no jejuno inicial.

A maioria dos doentes veio ao centro com as seguintes queixas: ausência de fezes, inchaço abdominal, vómitos com bílis, sintomas de HIC.

O diagnóstico primário de VTCN em 68 (60%) recém-nascidos com sintomas típicos foi efectuado no centro (Figura 2.6.).

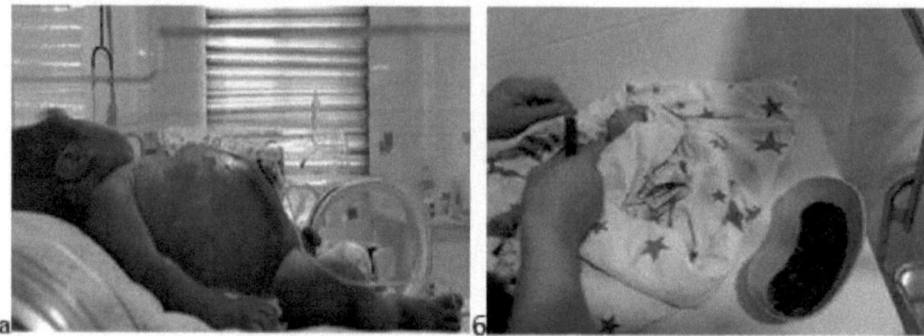

Fig.2.6.Aspeto do recém-nascido: a) doente R.S. I.B.#208. abdómen inchado. b) doente I.S. #220. vómitos com mistura de bílis.

A FLCN é caracterizada pela ausência de mecónio, em vez do qual são segregadas escassas massas mucosas do reto. Nas nossas observações, o principal sintoma desta malformação foi um "tampão de muco" em 111 (98%) recém-nascidos (Fig. 2.7.).

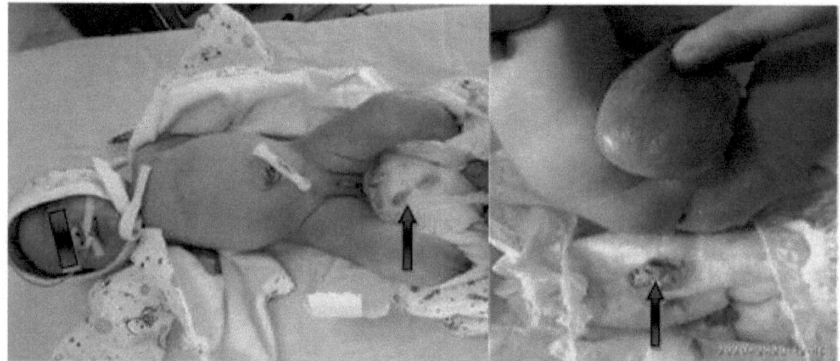

Fig.2.7 Paciente D.S. I.B. #397 e paciente E.M. I.B. #17. Após estimulação do reto com solução hipertónica (microclysms), foi excretado um "tampão mucoso" nos recém-nascidos

45(40%) recém-nascidos deram entrada no serviço de internamento do CSRH com um diagnóstico previamente estabelecido ou para esclarecimento do diagnóstico principal (Figura 2.8.).

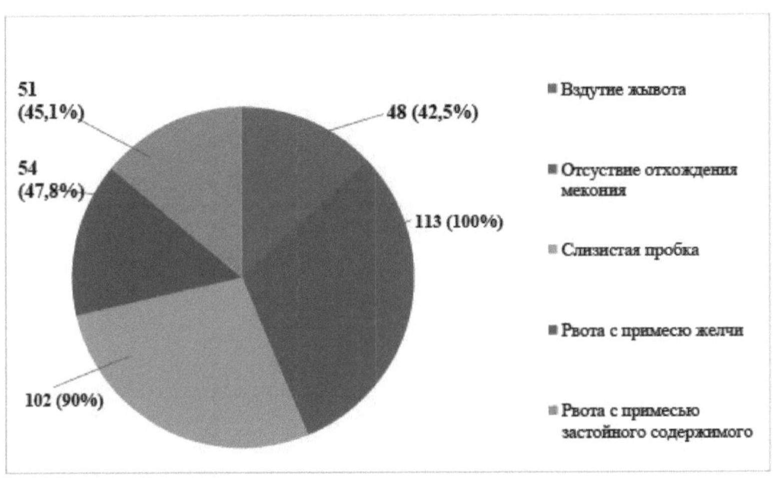

Inchaço abdominal Ausência de descarga de mecónio
Tampão mucoso
Vómitos com bílis.
Vómitos com conteúdo estagnado

Fig.2.8 Frequência dos sintomas típicos de VTCN em recém-nascidos (n=113)
Utilizámos a **classificação da AIA** de acordo com J.L.Grosfeld (1979). Atualmente
**O tipo de atresia jejuno-ilíaca é determinado de acordo com esta classificação,
segundo a qual existem 5 tipos principais de atresia: I, II, IIIa, IIIb,** 1U (Fig. 2.9).

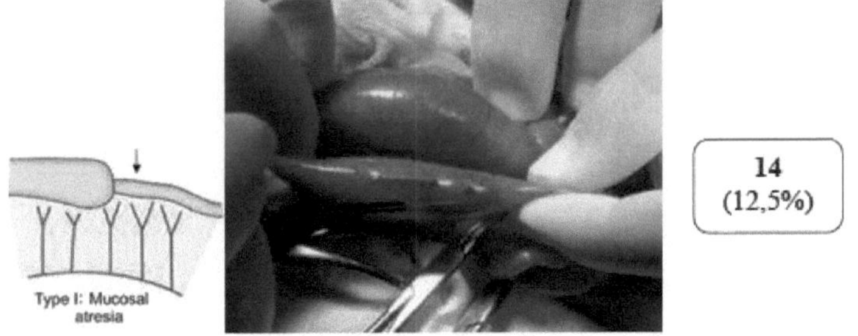

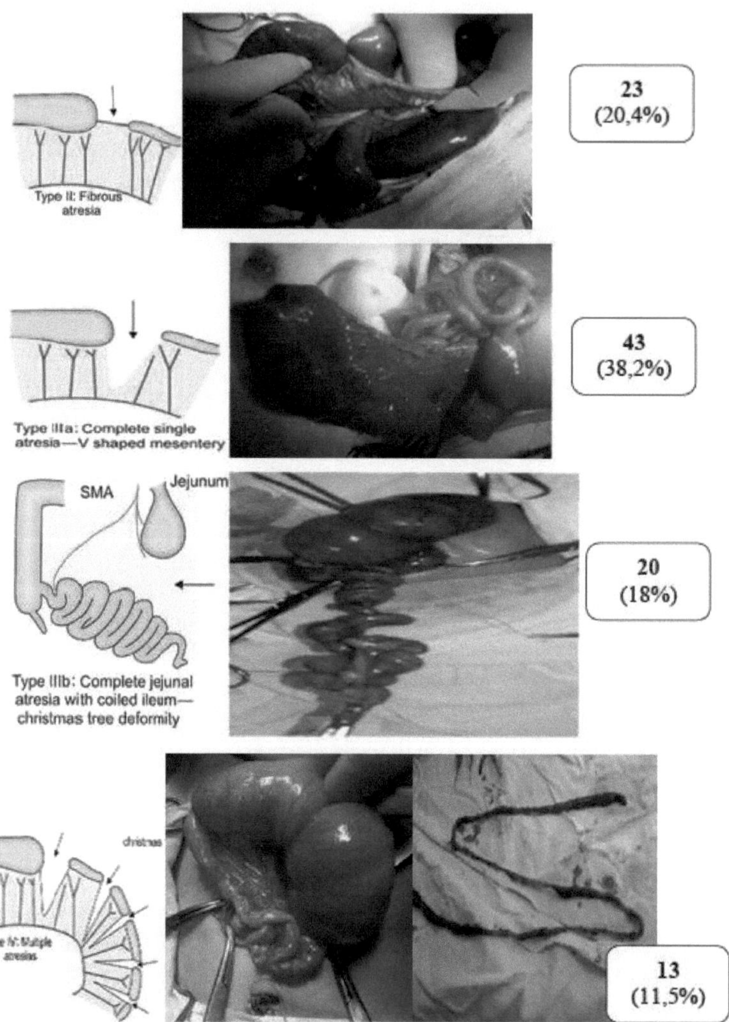

Figura 2.9. Esquema e tipos clínicos de ATC de acordo com a classificação de J.L. Grosfeld. Grosfeld (breve explicação escrita em inglês) Tipo I - doente M.D. I/B n.º 807, tipo II - doente M.M. I/B n.º 1015, tipo IIIa - doente A.M. I/B n.º 619, tipo IIIb - doente R.W. I/B n.º 580, tipo IVrnn - doente A.M. I/B n.º 294.

A forma membranosa ou septal do intestino delgado - tipo I foi encontrada em 14 (12,5%) recém-nascidos. O tipo IIIA do intestino delgado foi detectado em 23 (20%) casos; o tipo IIIa em 43 (38%) casos, o tipo III6 em 20 (18%) e o tipo IVIA em 13 (11,5%) recém-nascidos (Fig. 2.10.).

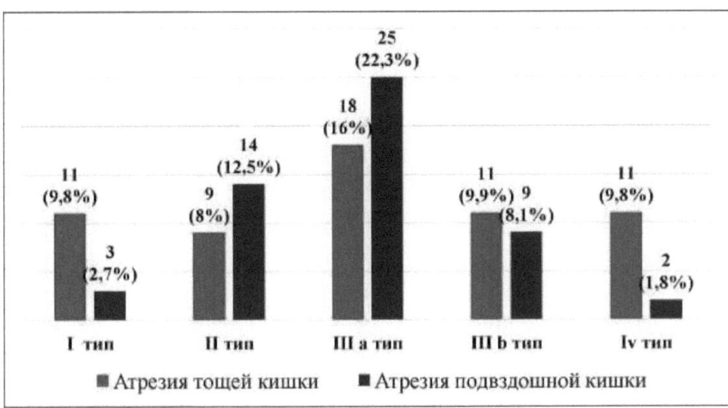

Fig.2.10. Caracterização comparativa dos doentes por tipo

No nosso estudo, a patologia extragenital foi predominante em 41 (36%) casos e a história obstétrica e ginecológica agravada em 26 (23%) das grávidas. Factores agravantes do curso da gravidez - em 64 (56,6%) casos, factores sociais - em 69 (61%). Foram observadas complicações no trabalho de parto em 25 (22%) casos e cesariana em 24 (21,2%) casos.

Todas as grávidas com risco de patologia fetal congénita foram examinadas no centro perinatal, com consulta obrigatória de um geneticista e de um obstetra-ginecologista, repetição de análises sanguíneas para deteção da alfa-fetoproteína (AFP), ecografia fetal com Doppler (Fig. 2.11).

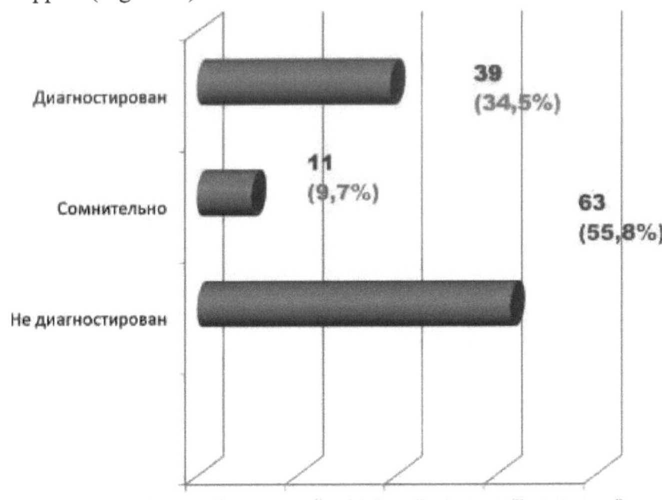

Fig.2.11. Deteção de HIC por ecografia no período pré-natal (n=113)

Foram analisadas as fichas individuais de intercâmbio das mulheres grávidas e os registos médicos dos recém-nascidos. Além disso, foram analisados os dados dos testes genéticos e os materiais do serviço de aconselhamento móvel de urgência.

A idade das mulheres que tiveram recém-nascidos com obstrução ileal congénita era, em média, de 23,4±5,6 anos, das quais 3 (2,7%) tinham menos de 17 anos, 54 (47,8%) tinham entre 17 e 25 anos e 56 (49,5%) tinham mais de 34 anos, respetivamente.

Na recolha de dados anamnésicos das grávidas com VTCN fetal, foram detectadas as seguintes doenças: anemia em 79 (70%) mulheres, doenças da tiroide em 11 (9,7%), distonia neurocirculatória (DNC) em 26 (23%), distúrbios refractivos (refração miópica) em 4 (3,5%), doenças inflamatórias crónicas do sistema urinário em 28 (24,7%) e doenças virais em 89 (78,7%) mulheres.

Em 59 (52,2%) casos observou-se história obstétrica agravada: abortos anteriores por razões médicas em 25 (22,1%), abortos espontâneos em 10 (8,8%) casos e morte neonatal em 14 (12,4%) casos.

O curso da gravidez foi complicado por: ameaça de aborto em 79 (70%), infeção do trato geniturinário em 39 (34,5%), hipotrofia fetal em 3 (2,6%), hipoxia fetal intra-uterina em 56 (49,5%) casos, respetivamente.

O principal sinal ecográfico da CNAAA é considerado a presença de dilatação das alças intestinais, que é visualizada por múltiplas "bolhas" no abdómen fetal (Fig. 2.12). O aumento do volume de líquido amniótico é um fator de risco reconhecido para o nascimento pré-termo (em ATK - 20% dos casos, em APC - 66% das observações). Das 113 grávidas, a multigestação foi determinada indiretamente por critérios de ecografia, normalmente utilizando o índice de líquido amniótico (AFI (ou AFI) varia normalmente entre 5 e 24 cm). Oitenta e nove (78,7%) grávidas foram consideradas portadoras de gravidez múltipla (Figura 2.12).

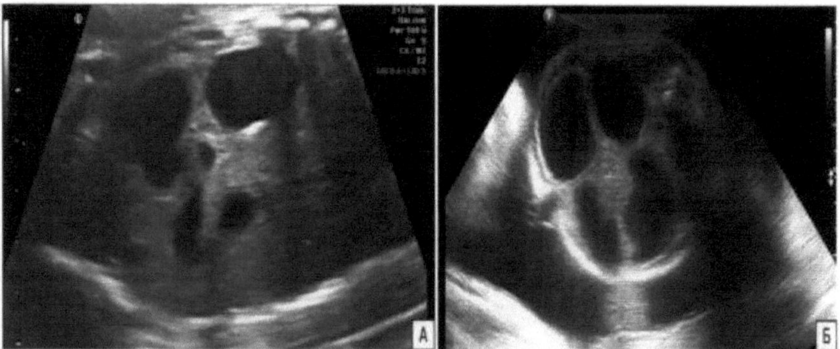

Figura 2.12. Secção transversal do abdómen fetal no ATnC: grávida E.B. I.B. #404. a). 27 semanas de gestação. b). 29 semanas de gestação.

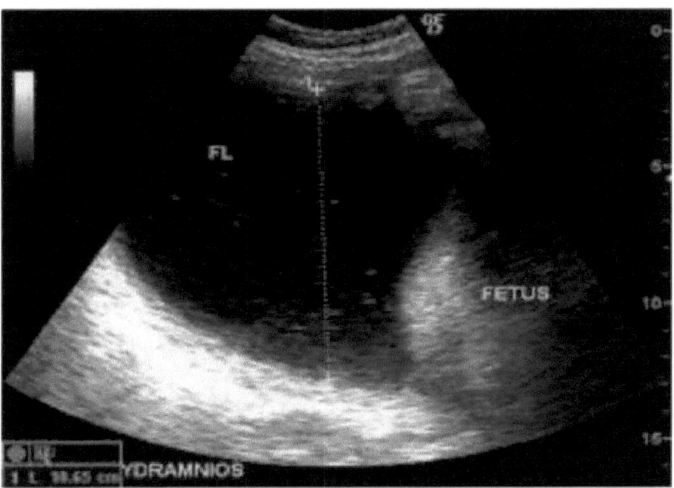
Figura 2.13: Polihidrâmnio às 32 semanas de gestação

Todas as grávidas do nosso centro foram examinadas por ginecologistas para exame físico geral e clínico geral, incluindo anamnese somática e obstétrico-ginecológica, exame ginecológico, determinação do grupo sanguíneo e do fator Rh, análises clínicas ao sangue e à urina, nível de estriol e esfregaço de pureza. Após estes exames, que foram concluídos após um consílio dos nossos médicos para a interrupção da gravidez por razões médicas do lado fetal às 20-22 semanas de gestação, 8 (16%) grávidas apresentavam malformações não corrigíveis (3 (37,5%) com anencefalia, 4 (50%) com fenda espinal e 1 (12,5%) com hidrocefalia).

2.2 Caraterísticas dos métodos de investigação de recém-nascidos com VTNC.

Para diagnosticar a VTCN, efectuámos os seguintes métodos de investigação.

1. Exames laboratoriais à entrada na clínica:

- Hemograma completo, tempo de coagulação; tipo de sangue;

-Análises bioquímicas do sangue: proteínas totais, ureia, bilirrubina, nível de glucose, proteína C-reactiva; coagulograma; análise da urina total;

A anemia foi detectada em 16 (14,1%) recém-nascidos. O nível médio de hemoglobina foi de 114 g/l, com valores mínimos até 106 g/l em recém-nascidos com VTCN. Na análise bioquímica do sangue, foi detectada hipoproteinemia em 13 (11,5%) crianças; elevação do SRB - em 26 (23%).

2. Os exames de ultrassom incluíram ultrassonografia de órgãos internos, neurosonografia (NSG), ecocardiografia (Echocardiography) e ultrassom fetal.

A ultrassonografia dos órgãos internos e *do GNS* foi realizada em 92 (81,4%) recém-nascidos de acordo com a técnica padrão em um aparelho Canon Xario 100 usando transdutores convexos e lineares de 3,5-7,5 MHz.

A ecocardiografia foi realizada em 78 (69%) pacientes utilizando o aparelho de ultrassom "Aplio 500" da empresa "Toshiba" com transdutor do sector pediátrico cardiológico de 2,5-6,5 MHz no modo de Doppler colorido, pulsado e de onda contínua em tempo real.

A ultrassonografia fetal foi realizada em todas as gestantes durante o período gestacional. 28 (24,8%) gestantes foram submetidas a este exame no CTR, utilizando o Aloka SSD-1400 com transdutores convexos, microconvexos e lineares de 3,5-5-7,5 MHz. O sinal mais indicativo de obstrução de alto nível do intestino delgado é a obstrução multivaginal (Fig. 2.11. a). A obstrução do intestino delgado fetal foi diagnosticada pela presença de múltiplas alças intestinais dilatadas (mais de 15 mm) (Fig. 2.14).

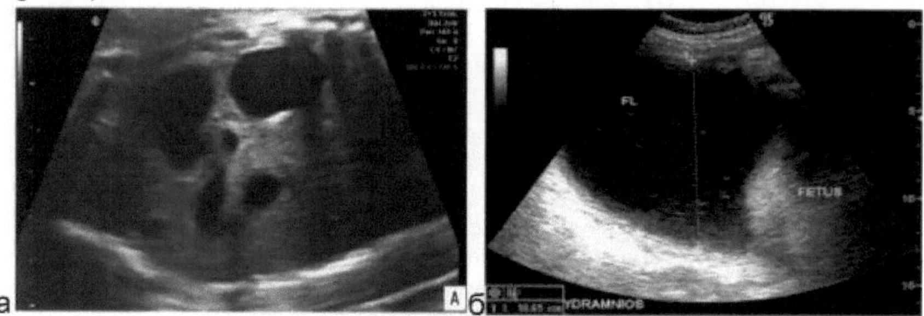

Fig.2.14 Ecografia fetal: a) imagem de eco da ansa dilatada do intestino delgado até 20 mm; b) polihidroamnion no feto

O intestino hiperecogénico é um termo que se refere a um aumento da ecogenicidade (brilho) do intestino numa imagem de ultra-sons. O achado de um intestino hiperecogénico não é uma malformação do intestino, mas um reflexo da natureza da sua imagem ecográfica. Convém recordar que a ecogenicidade do intestino normal é superior à ecogenicidade dos órgãos vizinhos (fígado, rins, pulmões), mas este intestino não é considerado hiperecogénico. Apenas um intestino cuja ecogenicidade é comparável à dos ossos fetais é considerado hiperecogénico (Figura 2.15).

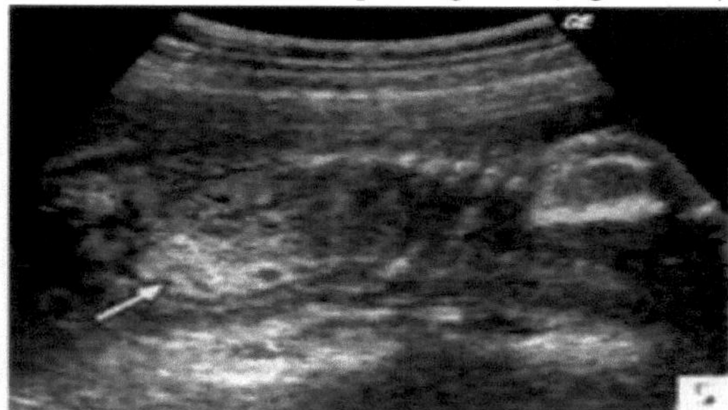

Figura 2.15: Aumento da ecogenicidade do intestino fetal na ecografia do segundo trimestre de gravidez

Estudos radiológicos. A radiografia direta da cavidade abdominal na posição vertical permitiu determinar um aumento significativo do tamanho das alças do intestino delgado, o seu enchimento diferente com gases e a presença de níveis de líquido nas mesmas, tendo como pano de fundo uma imagem normal do intestino grosso. Um aumento do número de alças intestinais visualizadas indica uma obstrução distal (Fig. 2.16.).

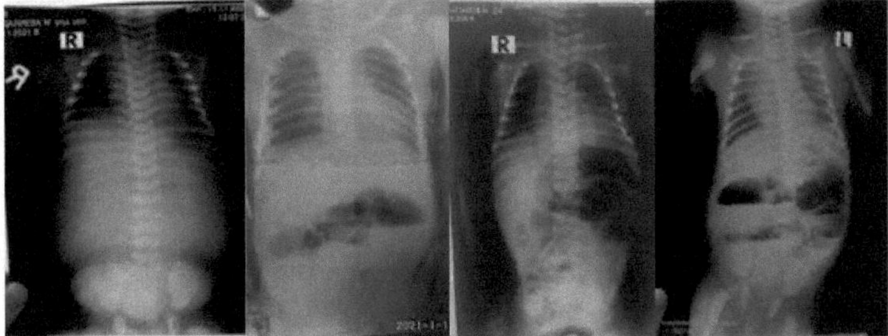

Fig. 2.16. Tipos de radiografias panorâmicas abdominais para VTCN em recém-nascidos à entrada no RCHS.

Esta imagem radiológica é absolutamente fiável e não requer métodos de investigação adicionais, incluindo a utilização de contraste. Quanto mais distal for a atresia, maior será o número de níveis no intestino. Em caso de clínica e radiografias duvidosas, ou na determinação de malformações concomitantes, utilizamos métodos adicionais de investigação.

O exame tradicional do aparelho é a *radiografia com contraste.* Nos casos duvidosos, realizámos a passagem GI em 31 (27,4%) recém-nascidos. Para o efeito, foi utilizado o Triombrast 76%. Por administração intravenosa, entra no intestino delgado após 15 minutos. Após mais 1 h, a progressão do contraste através do lúmen do intestino delgado permite-nos avaliar a sua configuração e identificar a extremidade cega (Fig. 2.17).

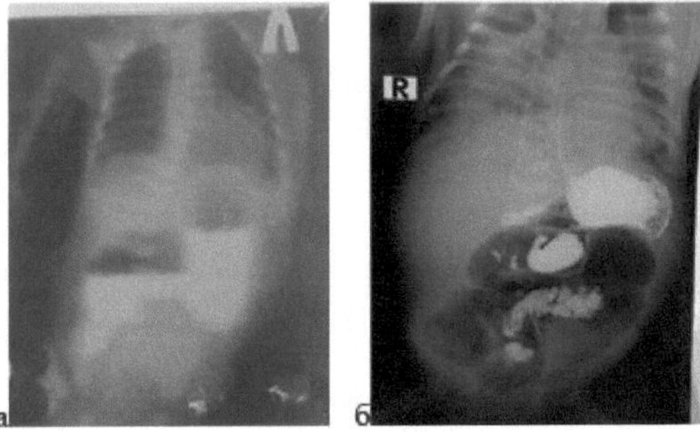

Fig.2.17. Passagem do trato gastrointestinal em VTCN em recém-nascidos admitidos
no RCHS a) atresia na parte inicial do intestino delgado; b) na
parte inferior do intestino delgado

A irrigoscopia foi efectuada em 64 (56,6%) doentes. Não recomendamos a utilização de suspensão de bário na irrigoscopia com contraste. Na irrigografia com contraste hidrossolúvel, não se formam os chamados cálculos de bário. É mais fácil de injetar, ao contrário do bário, não obstrui a sonda, impregna a massa mucosa, permite remover a massa mucosa do reto e fornece informações sobre o reto. A obstrução intestinal baixa congénita é diagnosticada com o exame. É detectado um microcólon, na membrana mucosa, cujas pregas caraterísticas não são contrastadas, estreitamento do intestino, gaustração pronunciada, sintoma positivo de "intestino delgado" (Fig.2.18).

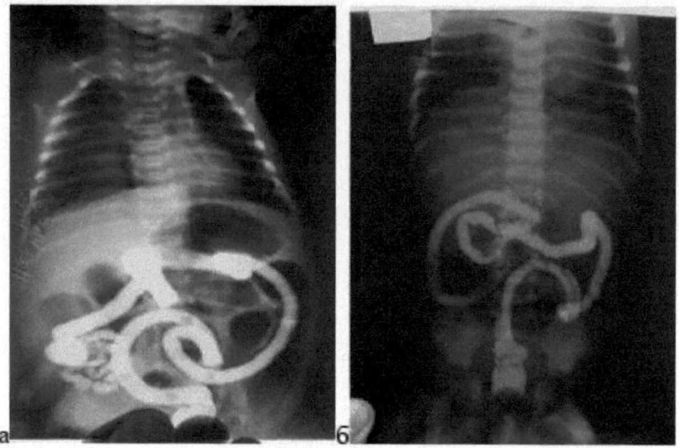

Fig.2.18. Tipos de irrigoscopia para as ITU neonatais
à entrada no RCHS

As imagens permitem avaliar a forma do intestino, a sua localização na cavidade abdominal e o seu comprimento, a sua capacidade de estiramento, a sua elasticidade e o estado dos retalhos e constrições naturais. Uma contraindicação absoluta à irrigoscopia era a suspeita de peritonite intra-uterina num recém-nascido.

Tratamento estatístico do material de investigação

[2]O tratamento estatístico dos resultados do estudo foi efectuado através de métodos estatísticos de variação, utilizando o programa "Statistica 7.0 for Windows" (StatSoft inc., EUA), através do cálculo da média e do erro médio aritmético pelo método dos momentos (M±m), do desvio médio quadrático (c) na distribuição normal dos sinais e de métodos não paramétricos para analisar a relação dos sinais qualitativos - x .

Para determinar o significado estatístico das medições obtidas, utilizámos o critério da diferença de Student (t) e o grau de confiança (P) para dados com distribuição normal, tendo as diferenças sido aceites como fiáveis a um intervalo de confiança de 95% (P<0,05).

CAPÍTULO III

ANÁLISE DOS RESULTADOS DO DIAGNÓSTICO E DO TRATAMENTO DA OBSTRUÇÃO DO INTESTINO DELGADO E MEDIDAS PARA OS MELHORAR

2.1. Caraterísticas clínicas das crianças com AIE

Os sinais clínicos de atresia jejunoileal foram observados logo no 1º dia após o nascimento: ausência de mecónio (100%), presença de "tampão mucoso" (100%) (Fig. 3.6 a.).

Durante o primeiro dia de vida do recém-nascido, o seu estado agravou-se - a agitação e o choro aumentaram, a intoxicação intensificou-se - a letargia e a adinamia aumentaram e a pele tornou-se acinzentada. Os médicos registaram um inchaço abdominal uniforme com alças de intestino delgado identificadas na parede abdominal anterior (Fig. 3.1.b.).

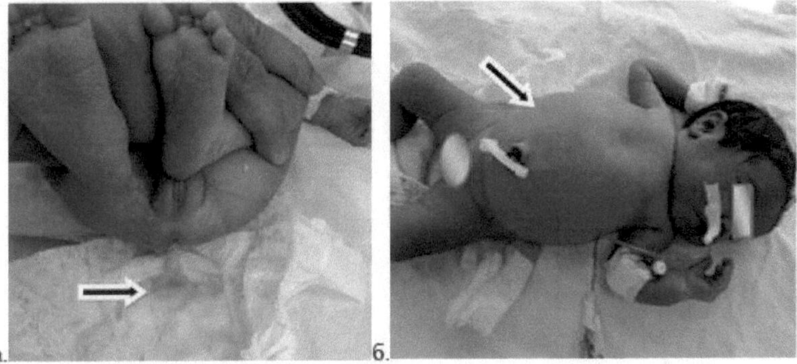

Fig.3.1 Paciente Zh. 16.02.2019, nascido em 16.02.2019 #178 com VTCN. a) a estimulação rectal revelou um "tampão mucoso" b) o exame revelou inchaço abdominal

Surgiram vómitos congestivos, que se tornaram meconiais com o tempo (Figura 3.2).

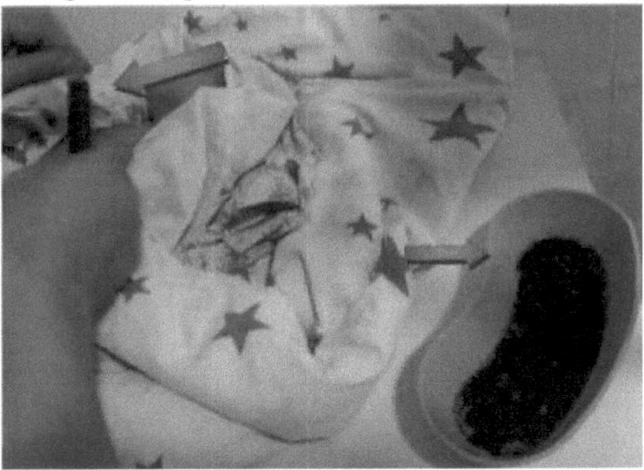

Fig.3.2 Paciente Zh. 16.02.2019 ano de nascimento #178 com VTCN. Durante a

Ao exame, o abdómen era macio, sensível, moderadamente doloroso (alças intestinais aumentadas). No início da doença, ouviam-se à auscultação raros ruídos peristálticos abafados, que desapareceram devido à paresia intestinal progressiva no período posterior.

A deterioração abrupta com o desenvolvimento de sinais de choque indicava o desenvolvimento de uma complicação: perfuração intestinal e/ou peritonite fecal: edema da parede abdominal, vermelhidão e/ou cianose da pele à volta do umbigo, tensão da parede abdominal e sensibilidade acentuada à palpação, sem peristaltismo intestinal à auscultação (Fig. 3.3).

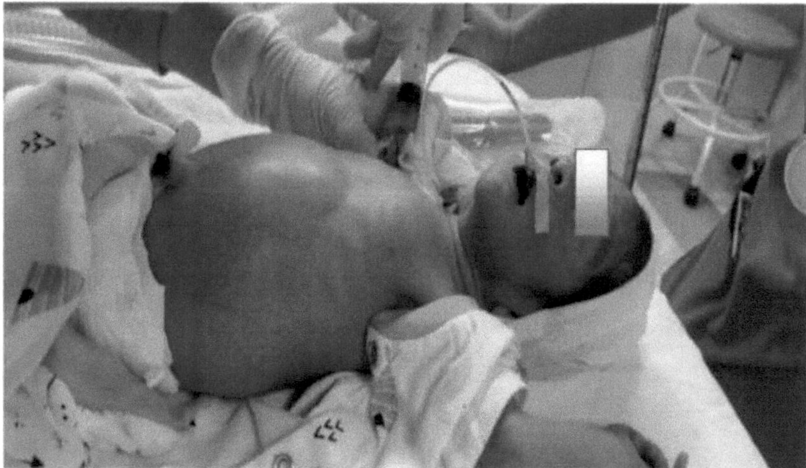

Fig.3.3 Doente U. (f.m.) I/B. N.º 312 com peritonite perfurante (marmoreado cutâneo e hiperemia à volta do umbigo)

O exame radiológico (radiografias de revisão da cavidade abdominal), como um dos principais métodos de diagnóstico da VTCN, foi efectuado em 100% dos doentes. O exame radiológico foi iniciado com radiografias de revisão na posição vertical. Na obstrução intestinal baixa, as radiografias de revisão revelaram um aumento do enchimento gasoso das alças intestinais, alças dilatadas e, por vezes, a presença de níveis (Fig. 3.4.). Em 105 (92,9%) casos, limitámo-nos à radiografia de revisão, que mostrou VTCN. O enchimento gasoso da cavidade abdominal subjacente estava ausente. A presença de gás livre na cavidade abdominal e o nível de líquido indicavam perfuração intestinal.

Supõe-se que quanto mais ar houver no intestino, menor será a localização da atresia (Figura 3.4).

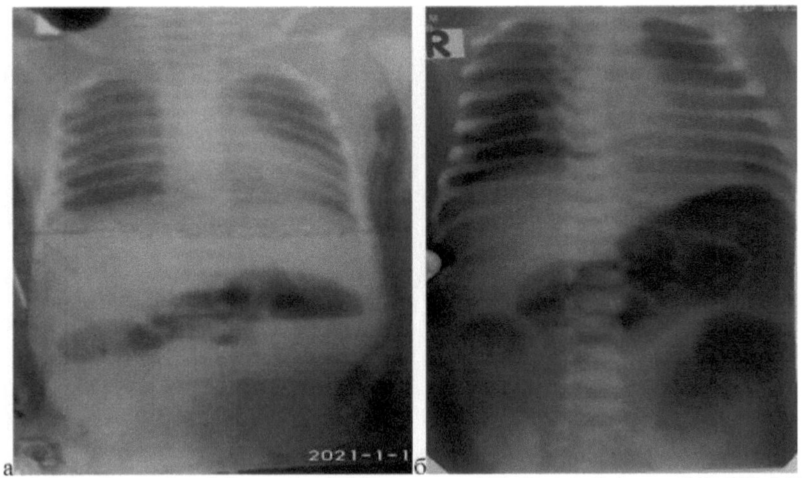

**Fig.3.4 Radiografia oblíqua do abdómen com ATnC: (a) Criança S.F. I/B.#432
com atrésia distal;
b) Criança: K.S. I/B #443 com atresia distal**

O diagnóstico de ITU foi suspeitado na ecografia em 39 (34,5%) recém-nascidos. Em 64 (56,6%), o diagnóstico de CTCN causou dificuldades devido à obstrução parcial do intestino delgado e a casos de hospitalização tardia da criança num hospital cirúrgico. Para esclarecer o diagnóstico, detetar malformações congénitas do cólon e determinar a permeabilidade do intestino grosso, foram realizados estudos de contraste do trato gastrointestinal por raios X - irrigografia (triombrast 76%) em 24 (21,2%) casos, e passagem do trato gastrointestinal em 3 (2,6%). Durante a irrigografia, foram injectados 5-10 ml de contraste. O irrigograma em VTCN permite diferenciar ATNK, ileus meconial e doença de Hirschprung. O agente de contraste é injetado no intestino grosso para evitar a perfuração devido à acumulação de muco. Se o agente de contraste escapar sob pressão sem entrar no intestino, é efectuada uma revisão completa do intestino grosso durante a cirurgia, tendo em conta a obstrução (Fig. 3.5.).

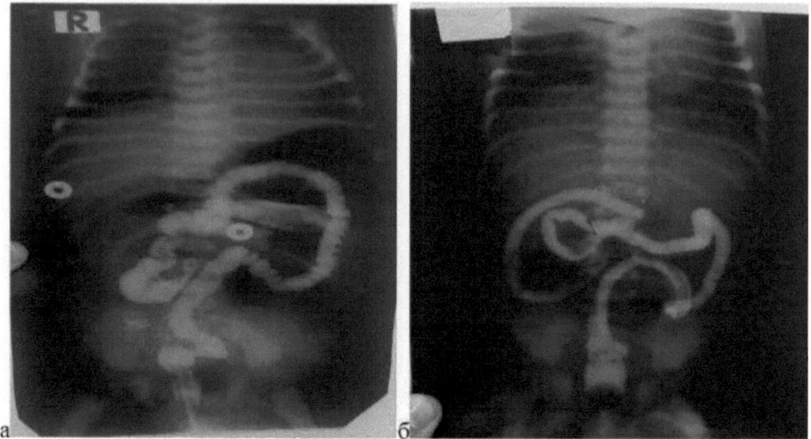

**Fig.3.5.Irrigograma: a - b) paciente M.Ch. I/B #147 e I.S. I/B #220 cólon
preenchido com agente de contraste**

A análise dos dados obtidos mostrou que os principais métodos de diagnóstico do VTCN são a história materna cuidadosamente recolhida, os dados clínicos e os métodos radiológicos de investigação. A ecografia fetal tem um valor elevado no diagnóstico desta patologia. O método radiológico, como método adicional de investigação, também tem um papel especial devido à elevada percentagem de casos de diagnóstico intempestivo na SCCI congénita.

As causas dos erros de diagnóstico são o conhecimento insuficiente das particularidades do quadro clínico da doença, os erros de diagnóstico, as manifestações clínicas condensadas em doentes com patologia concomitante e a presença de outras malformações.

2.2. Resultados dos métodos laboratoriais e instrumentais de exame de recém-nascidos com AIE na admissão.

A Tabela 3.1 mostra os principais valores laboratoriais dos recém-nascidos com VTCN no momento da hospitalização.

Tabela 3.1.

**Caraterísticas dos parâmetros laboratoriais dos recém-nascidos com
VTCN no momento da hospitalização no CSRH, (n=113)**

Indicador	Resultados ш±5
Hemoglobina, g/l	170,3±25,4
[12]Eritrócitos, 10 \L	5,3±0,52
[9]Glóbulos brancos, 10 \L	11,7±4,49
Hematócrito, %	57,5±7,6
Proteína total, gr/l	60,6±5,7
Ureia, mmol/l	6,8±2,9

Bilirrubina total, µm \L	99,4±44,5
Proteína C reactiva, mg%	17,3±8,3
Glicose, mmol/L	3,2±2,2

Ao analisar os resultados das investigações laboratoriais, confirmou-se que 23 (20,3%) crianças apresentavam IUI (leucocitose, aumento do nível de proteína C-reactiva) e síndrome de resposta inflamatória sistémica (SIRS).

Quarenta e oito (42,4%) recém-nascidos apresentavam níveis elevados de Hb, Ht e ureia na admissão devido a perda de peso e exicose de grau I-II. As crianças foram frequentemente admitidas na CCIH no 2-3 dia de vida e a terapia de infusão nas maternidades foi inadequada em relação às necessidades fisiológicas ou não foi realizada, o que se deveu ao diagnóstico tardio e a erros nas tácticas de gestão.

Um fator importante no desenvolvimento da síndrome de falência de múltiplos órgãos em recém-nascidos com VTCN é a hipoglicemia. A hipoglicemia pode nem sempre ser reconhecida se o diagnóstico se basear apenas nos achados clínicos. Vinte e oito (24,7%) recém-nascidos apresentavam hipoglicemia (inferior a 2,2 mmol/l) na admissão, confirmando uma terapia de infusão inadequada antes e durante o transporte inter-hospitalar de recém-nascidos com SCCN.

Os estudos do sistema de hemostase mostraram que em 21 (18,5%) recém-nascidos com VTCN foi determinada laboratorialmente a hipocoagulação devido ao teste de PTI e trombina, trombocitopenia moderada com níveis normais ou elevados de fibrinogénio. Isto confirma que as perturbações da hemostase acompanharam a hipocoagulação moderada da fase laboratorial da DIC aguda. Os resultados do sistema de hemostase em recém-nascidos com VTCN são apresentados na Tabela 3.2.

Tabela 3.2.

Indicadores do sistema de hemostase dos recém-nascidos com VTCN no momento do
internamento em CCIH (n=113)

Indicador	Resultados sh±5
Plaquetas, 10 \L	261±25,1
Fibrinogénio A, gr/l	4,1±1,3
Índice de protrombina, %	83,1±6,9
Teste de trombina, st	3,14±0,9

Na admissão, os recém-nascidos foram submetidos aos seguintes exames: Ultrassom de órgãos internos, ecocardiografia (ECHO), neurossonografia (NSG), para detetar malformações combinadas e distúrbios de órgãos vitais.

A natureza da patologia concomitante é de grande importância para a escolha das tácticas de tratamento em doentes com atresia jejunoileal. Na nossa prática, 36 (31,8%) recém-nascidos foram diagnosticados com várias combinações de defeitos de órgãos e sistemas.

Tabela 3.3.

Recém-nascidos com malformações múltiplas (MMD) (n=113)

Tipos de malformações	Número de pacientes	
	abs	%
Malformações cardiovasculares	21	18,5%
Malformações do sistema visual	1	0,88%
Malformações geniturinárias	12	10,6%
Malformações músculo-esqueléticas	2	1,76%
Total	**36**	**31,8%**

Tabela 3.4.

Divisão de malformações em recém-nascidos com AIE (e=36)

Defeitos de desenvolvimento	Quantidade	
	abs	%
Malformações cardíacas e vasculares15 (47,7%)		
LTD.	9	25%
OAP	3	8,3%
VSD	1	2,7%
VLDL	2	5,4%
Malformações geniturinárias18 (50%)		
Hidronefrose congénita	14	38,8%
Agenesia renal	2	5,6%
Hipoplasia do rim	1	2,7%
Criptorquidia	1	2,7%
Malformações músculo-esqueléticas2 (5,4%)		
Incompletude do lábio superior e do palato	1	2,7%
pé boto	1	2,7%
Malformações do sistema visual1 (2,7%)		
Angiospasmo congénito da retina	1	2,7%
Total	**36**	**100%**

As Tabelas 3.4 e 3.5 apresentam as variantes de malformações que observámos nos recém-nascidos com VTCN. Trinta e seis recém-nascidos com DMV apresentaram defeitos do SNM (50%) e do SSS (47,7%). As análises de cada malformação nos recém-nascidos com SCCN são apresentadas na Tabela 3.6.

Quadro 3.6

Patologias associadas e complicações em recém-nascidos com atresia eunoileal (n=113)

Nosologia	Número de pacientes (n=113)	
	abs.	frequência, %
Broncopneumonia de aspiração congénita	113	100%

DIC	14	12,3%
Lesões perinatais do SNC	68	60,1%
Escleroma	5	4,42%
Hiperbilirrubinemia	27	23,9%
Anemia	18	15,9%
Peritonite perfurativa	23	20,3%
Sépsis grave	5	4,42%
Excitose	22	19,4%

O principal número de patologias e complicações associadas (síndrome DIC, escleroma, anemia, peritonite perfurante, sépsis, excitose) resultou de um diagnóstico tardio e de tácticas inadequadas de gestão dos doentes nas maternidades e durante o transporte. Atualmente, as taxas de todas as complicações diminuíram em resultado da introdução de abordagens metodológicas e tácticas para o diagnóstico e tratamento de doentes com TEV na fase pré-hospitalar.

As seguintes complicações foram observadas nos recém-nascidos com AIE: broncopneumonia por aspiração em 36 (31,8%) casos; insuficiência respiratória (IR) em 45 (39,8%), hipovolemia em 22 (19,5%); défice de peso corporal de 2,5 a 27,6% em 28 (24,8%) casos, respetivamente. CID foi observada em 18 (16%) neonatos, IUI em 23 (20,3%).

2.3. Medidas para melhorar o diagnóstico pré e pós-natal e as tácticas de gestão dos recém-nascidos com VTCN infantil.

Uma das estratégias da política social do Estado da nossa República é reforçar a saúde da população, em particular a saúde das mães e das crianças, criar condições para o nascimento e a educação de gerações saudáveis, assegurar o diagnóstico precoce de anomalias na gravidez e no desenvolvimento dos recém-nascidos, reduzir o número de deficiências infantis e aumentar a competência do pessoal médico nos cuidados de saúde materno-infantil.

A iniciativa conta com o apoio político e financeiro de governos e organizações, incluindo a OMS, a UNICEF, o FNUAP e o Banco Mundial.

No âmbito da aplicação coerente dos programas estatais no domínio da promoção da saúde materno-infantil e do desenvolvimento profissional dos profissionais de saúde, foi desenvolvido o projeto "Cuidados perinatais eficazes" com base na análise dos resultados do diagnóstico e do tratamento de doentes com CHD. Na fase inicial, foram convidados formadores internacionais para implementar este projeto. Foram organizados seminários sobre a deteção precoce, o tratamento e os cuidados a prestar aos recém-nascidos no Centro Perinatal Republicano, a fim de melhorar as qualificações dos neonatologistas, dos anestesistas-ressuscitadores, dos cirurgiões pediátricos e dos obstetras-ginecologistas e de formar formadores nacionais. Tendo em conta a escassez de pessoal, a próxima etapa consiste na organização de múltiplos seminários no terreno e no controlo nas regiões do país.

No âmbito da execução dos programas estatais, foi criado o Centro Republicano de

Formação e de Metodologia para a Cirurgia Neonatal da RTC, com base no departamento de cirurgia neonatal da RTC, e foi organizado um curso sobre "Cirurgia neonatal, anestesiologia e reanimação" para a reciclagem de cirurgiões pediátricos, anestesistas e reanimadores. Este curso constituiu a base pedagógica e metodológica para melhorar o tratamento das crianças com VTCN.

Com base nos resultados destes estudos, desenvolvemos um algoritmo para o diagnóstico e tratamento pré-natal do TEV fetal (Fig. 3.6) e um algoritmo para o diagnóstico e tratamento pós-natal de recém-nascidos com TEV (Fig. 3.7).

Muitos anos de experiência em diagnóstico pré-natal e pós-natal precoce permitiram-nos desenvolver e propor um esquema ótimo de diagnóstico pré-natal invasivo e de tácticas para a CTA fetal (Fig. 3.6) e (3.7).

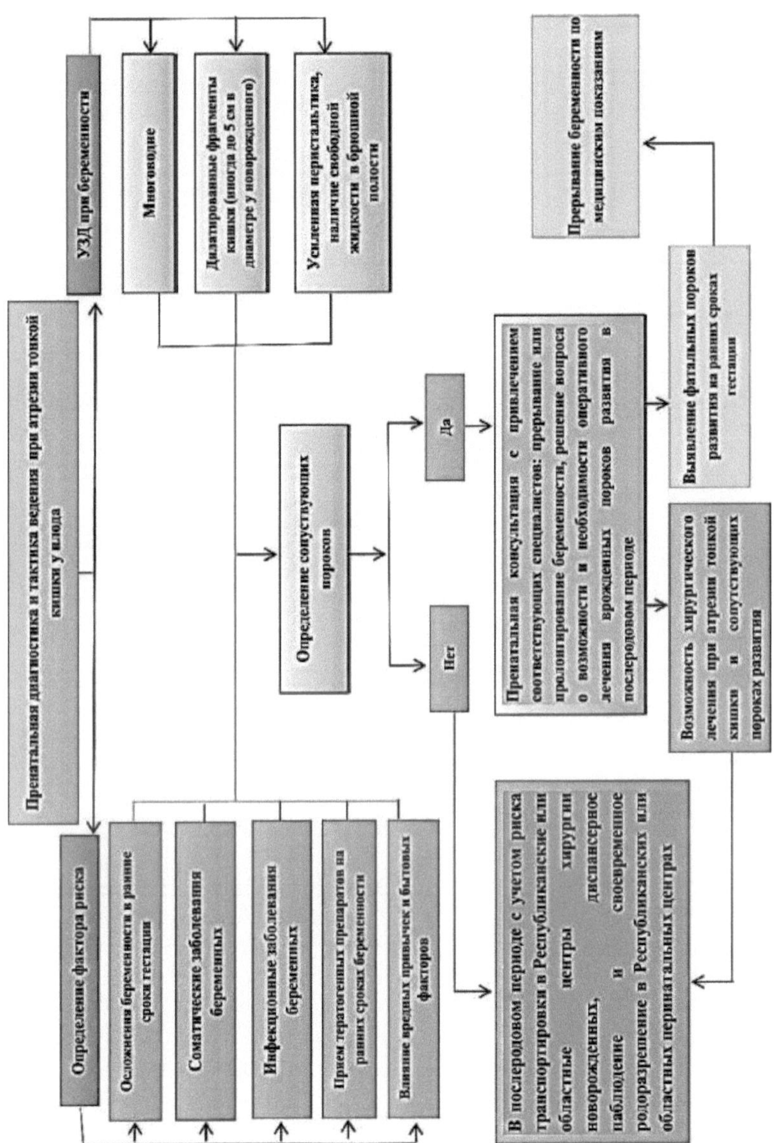

Figura 3.6. Algoritmo de diagnóstico pré-natal e tácticas de AIE fetal

Este algoritmo baseia-se em métodos de investigação geralmente disponíveis e a sua aplicação ajudará o cirurgião a fazer o diagnóstico correto no mais curto espaço de tempo possível e a determinar as tácticas de tratamento.

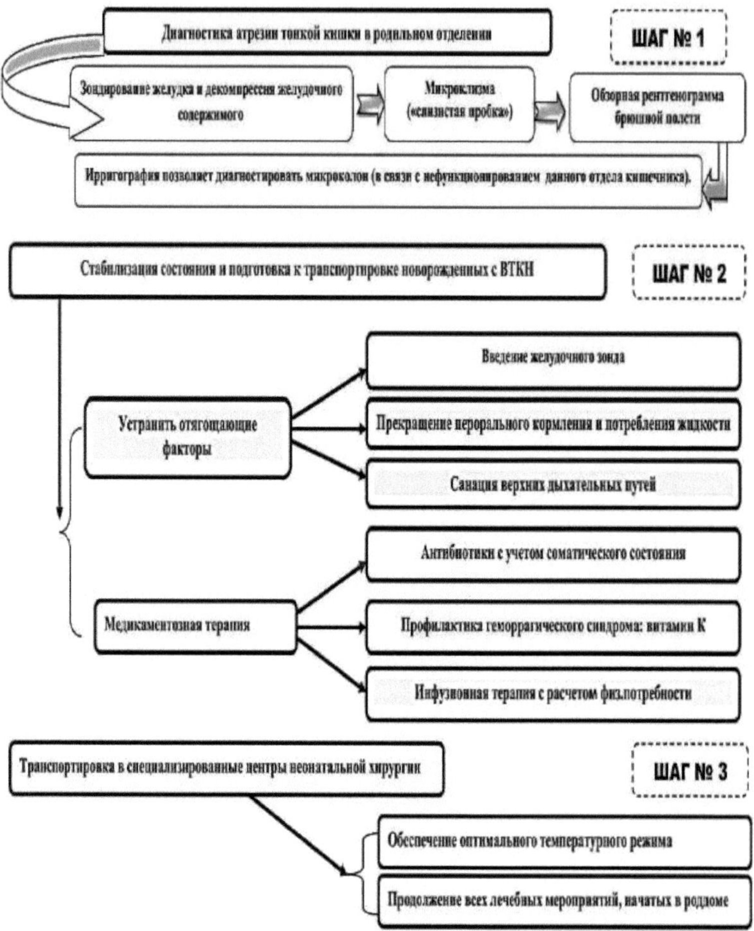

Figura 3.7. Algoritmo de tratamento de recém-nascidos com AIE

Estes algoritmos (Fig. 3.6 e Fig. 3.7) representam todas as etapas do diagnóstico pósnatal precoce e as tácticas de gestão de recém-nascidos com VTCN na fase de maternidade. A sua aplicação permitiu melhorar os resultados do tratamento, reduzir a incidência de complicações e a mortalidade (Conclusão sobre a aplicação do M3 RUz #8n-r/1319 de 23.11.2022).

2.4. Resultados do diagnóstico pré-natal e avaliação dos dados clínicos e anamnésicos das mães de recém-nascidos com VTCN.

Todos (n=113) os recém-nascidos admitidos com EIA entre 2014 e 2021 foram analisados (Fig.3.1.): foram avaliados a saúde materna, o estado social, obstétrico e somático, a evolução da gravidez e do trabalho de parto, os dados dos exames de rastreio pré-natal, os factores feto-maternos e a idade materna. Analisámos também os dados clínicos e funcionais, a anamnese do recém-nascido, avaliámos as tácticas de gestão nas maternidades e as especificidades do transporte, bem como os resultados dos testes de diagnóstico (Fig. 3.8).

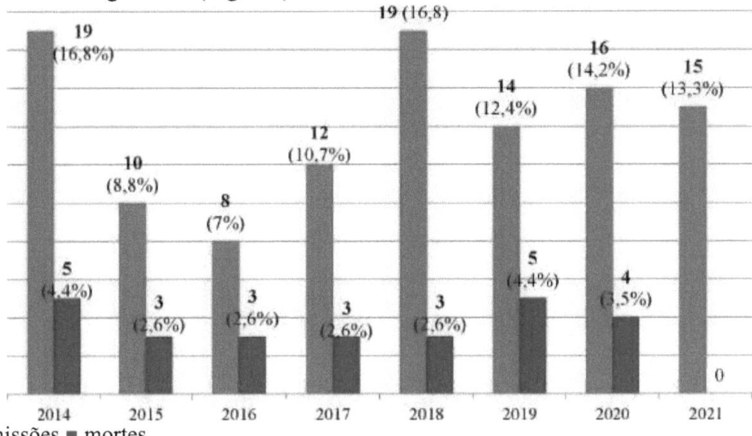

Figura 3.8: Matrículas de crianças com ENA de 2014 a 2021

2.4.1. Resultados do diagnóstico pré-natal e avaliação dos dados clínicos e anamnésicos das mães de recém-nascidos com VTCN

O diagnóstico pré-natal de AIE baseia-se em sinais como polihidroamnion (polihidroamnion), alças dilatadas do intestino delgado. O calendário de admissão das doentes é apresentado na Tabela 3.7.

Tabela 3.7.

Momento de admissão dos pacientes no RCHC com VTCN

Hora de admissão do doente (horas)	0-24	24-48	48-72	72 e mais
Número de recém-nascidos admitidos dentro deste prazo	83 (73,5%)	22 (19,5%)	4 (3,5%)	4 (3,5%)

Os dados da tabela mostram que 73,5% dos doentes com obstrução congénita do intestino delgado foram internados nas primeiras 24 horas, 19,5% nos primeiros dois dias, 3,5% até três dias e 3,5% dos recém-nascidos foram internados mais de três dias após o nascimento. Aparentemente, três razões principais influenciam a hospitalização tardia. Uma delas é o facto de o diagnóstico não ter sido estabelecido durante o período pré-natal ou de a grávida não ter sido submetida a um conjunto completo de exames.

A segunda razão é a subestimação das manifestações clínicas da obstrução intestinal congénita pelo pessoal médico na fase pré-hospitalar. Normalmente, os médicos referem-se ao equipamento insuficiente dos centros médicos.

A terceira razão é a condição não transportável do recém-nascido ou a falta de transporte. Todas estas razões têm um impacto negativo no prognóstico da doença, uma vez que os doentes são admitidos no hospital com complicações graves devido a uma doença   intestinal congénita.

com uma obstrução.

Os resultados do diagnóstico pré-natal são apresentados no Quadro 3.8.

Tabela 3.8.

Resultados da deteção pré-natal de AIE fetal (n=113)

	Diagnóstico pré-natal		Suspeita de A.I.E.		Não diagnosticado na fase pré-natal		Número total de	
	abs	%	abs	%	abs	%	abs	%
No contexto do ROC.	28	24,7	9	7,9	-	-	37	32,7
Noutras instituições	11	9,7	2	1,7	63	55,7	76	67,3
Total	39	34,4	11	9,6	63	55,7	113	100

Como se pode verificar na tabela, dos 113 recém-nascidos37 (32,7%) nasceram no Centro Perinatal Republicano, 76 (67,3%) foram admitidos noutras instituições. Em 50 (44,2%) casos, o diagnóstico foi estabelecido no feto.

A obstrução e a dilatação das alças do intestino delgado do feto indicam o grau e o nível de obstrução intestinal. O aumento do volume de fluidos, a dilatação de múltiplas alças do intestino delgado, especialmente com hiperperistalse e partículas de mecónio no lúmen, são a base para o diagnóstico de ATNK.

O diagnóstico pré-natal da obstrução do intestino delgado é efectuado na viragem do segundo e terceiro trimestres de gestação (Fig. 3.9).

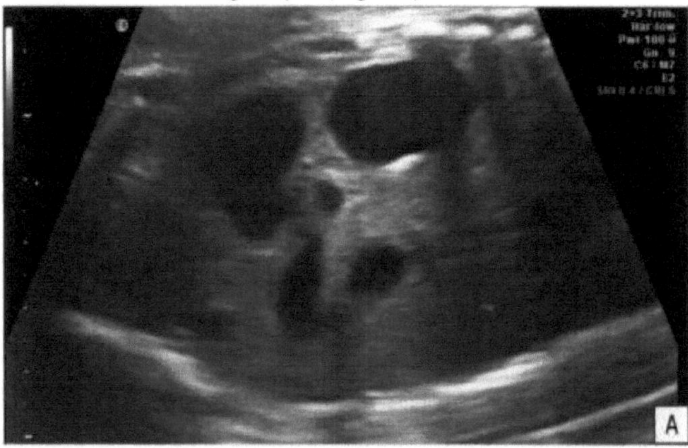

Figura 3.9 Ecografia fetal com ATnC: não visualização do estômago fetal combinada com poliúria, mulher grávida A.D. I/B N.º 1038

Das 50 crianças com HIC diagnosticada no período pré-natal, 28 (56%) tiveram CTCI detectada no CTR, onde o aconselhamento pré-natal foi efectuado com a participação dos especialistas envolvidos. Estas grávidas foram registadas no ROC e foram seguidas por obstetra-ginecologista e cirurgião neonatal. Em 11 (9,7%) casos, o diagnóstico de SCCN fetal foi efectuado noutras instituições, tendo estas mulheres sido também encaminhadas para o CTR para posterior seguimento.

Um total de 11 (9,7%) casos teve suspeita de SCCN fetal no período pré-natal. Das 9 crianças nascidas em CTR, a suspeita pré-natal de SCCN foi registada em 7 (6,2%). Entre as admitidas de outras unidades de saúde, a suspeita ocorreu em 1,76% dos casos. No período pré-natal, o diagnóstico não foi estabelecido em 63 (54%) crianças admitidas de outras instituições.

A ecografia fetal pré-natal revelou múltiplas malformações congénitas em 36 (31,8%) das 113 grávidas. Na estrutura da MCDD fetal, 11 (9,7%) tinham malformações congénitas do sistema urinário (11 (9,7%)); 21 (18,6%) tinham malformações cardiovasculares (CHD, FVHD); e 4 (3,5%) tinham malformações músculo-esqueléticas e outras;

A SCCI fetal foi diagnosticada entre as 24 e as 28 semanas de gestação, e o tempo mínimo para o diagnóstico de ATC foi de 25-26 semanas. Em todos os pacientes no diagnóstico pré-natal de CTA no primeiro trimestre de gestação, as alças intestinais estavam dilatadas até 15 mm. No segundo trimestre de gestação, suspeitou-se de obstrução do intestino delgado quando o seu tamanho transversal ultrapassou os 7 mm, aumento do peristaltismo e partículas de mecónio no lúmen.

Analisámos o curso dos períodos pré-natal e intraparto com base na história das crianças estudadas com EIA.

A gradação etária mostrou que as crianças com EIA nasceram de mães com idades entre 18 e 39 anos, sendo a média de idade de 25,8±4,85 anos (Tabela 3.3).

De salientar que 21 (18,6%) bebés nasceram por cesariana, dos quais 7 (33,4%) nasceram entre as 30 e as 35 semanas de gestação. Em 7 (33,4%) destes casos, a indicação para a cesariana foi o multigestacionalismo e em 2 (9,5%) casos, a HIC fetal. Embora a HIC fetal não tenha sido uma indicação direta para o parto operatório, teve um impacto negativo nos resultados do tratamento. Houve 28 (24,7%) mães de primeira viagem e 85 (75,3%) mães de repetição (Tabela 3.8).

Tabela 3.8.

Caraterísticas etárias das mães de recém-nascidos com AIE (n=113)

Idade da mãe	Número (n=113)	
	abs.	%
18-25 anos	46	40,7%
26-35 anos de idade	37	32,8%
35 anos ou mais	30	26,5%
Total	113	100%

Os factores desfavoráveis mais comuns que afectaram as mulheres grávidas no início da gravidez foram: infeção viral respiratória aguda (IRA), em alguns casos com hipertermia, que foi observada em 104 (92%) mulheres grávidas. A elevada prevalência de infecções virais nas doentes deveu-se ao facto de as suas gravidezes terem ocorrido predominantemente na altura de maior prevalência de infecções virais respiratórias agudas.

A infeção por TORCH com uma propriedade patogénica pronunciada foi observada em 21 (18,5%) casos. A infeção bacteriana sob a forma de focos extragenitais agudos e crónicos (pielonefrite, parotidite, estomatite, infecções respiratórias agudas, reumatismo, flegmão) foi detectada em 12 (10,6%) mulheres, a colpite genital em 3 (2,6%).

De entre as patologias somáticas que podem influenciar a formação do AIE fetal, a anemia foi mais frequente em 61 (54%) grávidas; a patologia cardíaca em 7 (6,2%); e a patologia da tiroide em 21 (18,6%).

A administração de fármacos no início da gravidez (antibióticos de vários grupos, anti-inflamatórios não esteróides, anti-hipertensores) pode ter efeitos teratogénicos e levar ao desenvolvimento de CCVN em 86 (76%) casos. A exposição à nicotina através do "tabagismo passivo" foi detectada em 47 (41,6%) mulheres, sendo que as grávidas fumadoras constituíam 3,5%. O contacto com pesticidas foi detectado em 8 (7%) mulheres. 64 (56,6%) mulheres tinham antecedentes de gravidez múltipla.

Assim, as caraterísticas identificadas do curso da gravidez em mulheres fetais podem servir como marcadores clínicos de VTCN fetal, como se pode ver no diagrama (Fig.3.10.).

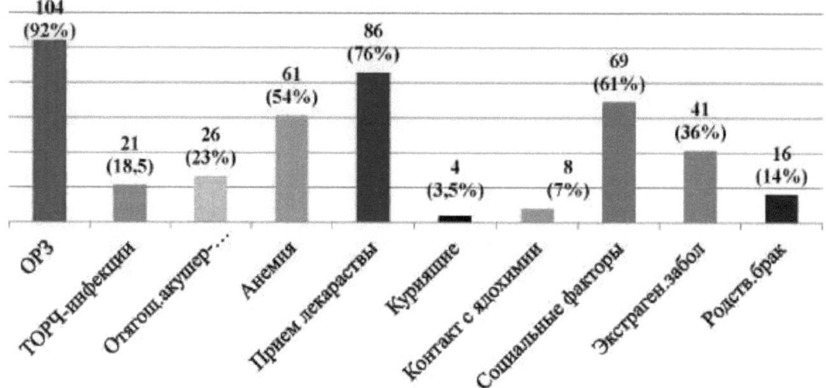

Figura 3.10: Factores de risco no início da gravidez que podem servir como marcadores clínicos no diagnóstico pré-natal do SCCN fetal

Com base na nossa análise, concluímos que, para além da tríade de sinais (poliúria, múltiplas alças dilatadas do intestino delgado, aumento do peristaltismo com partículas flutuantes de mecónio), os factores de risco para o nascimento de crianças com VTCN são de grande importância.

Os factores mais significativos são os seguintes:
* ameaça de aborto;
* doenças somáticas e infecciosas da mulher durante a gravidez;
* exposição a medicamentos;
* exposição a factores ambientais.

A admissão precoce dos doentes num hospital especializado é de grande importância para um desfecho favorável da doença. A figura 3.11 mostra o momento da admissão das crianças no hospital (24 horas após o nascimento).

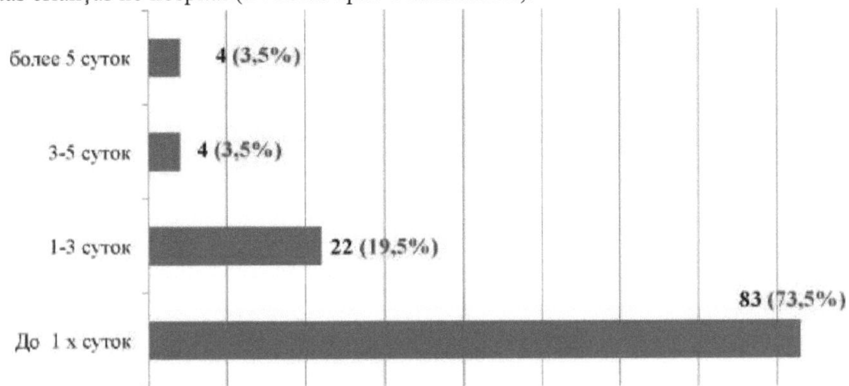

Fig. 3.11. Momento de admissão das crianças no RCHS

Como mostra a Figura 3.4, os recém-nascidos foram hospitalizados nas primeiras 24 horas de vida em 73,5%, nos dias 1 a 3 em 19,5% e mais tarde em 7% dos casos, respetivamente, o que indica um diagnóstico precoce de VTCN deficiente nas maternidades.

A tabela (Tabela 3.4) apresenta o estado clínico e anamnésico dos recém-nascidos com VTCN à admissão no CCIH. Na avaliação dos dados clínicos e anamnésicos do recém-nascido, foi dada especial atenção ao momento do diagnóstico no período pós-natal (antes ou depois da alimentação); à natureza das medidas diagnósticas e terapêuticas antes da admissão na nossa clínica; e à gravidade da condição na admissão.

Os resultados do estudo mostraram que em 50 (44,2%) dos casos, os recém-nascidos foram diagnosticados com VTCN após a alimentação, ou seja, foram colocados ao peito após o nascimento, o que foi a causa da pneumonia aspirativa, tendo em conta que em 7 deles havia uma suspeita de VTCN devido a poliúria. As intervenções terapêuticas inadequadas devido ao diagnóstico tardio de exicose grave foram observadas em 14 (12,3%) recém-nascidos (Tabela 3.9).

Quadro 3.9

Estado clínico e anamnéstico dos recém-nascidos (n=113)

Indicadores		Número total (n=113)	
		abs.	%
Pôr ao peito (amamentar)	Sim	50	44,2
	Não	63	55,8
Estabilização do recém-nascido antes do transporte	Adequadamente	48	42,5
	Inadequado	22	19,4
	Não realizado	**43**	**38,1**
Temperatura corporal	**Hipotermia**	**21**	**18,6**
	Norma	84	74,3

37

	Hipertermia	8	7,1
Presença de exicose grave	Já está	14	12,3
	Não	99	87,7
A presença de uma sonda gástrica	Já está	79	70
	Não	**34**	**30**
Medidas terapêuticas durante o transporte	Detido	107	95
	Nenhum	**6**	**5**
Insuficiência respiratória	Não se manifestou	68	60,1
	I-II grau	42	37,2
	III grau	3	2,7
Gravidade da doença de um recém-nascido à entrada	Pesado	81	71,7
	Muito pesado	23	20,4
	Extremamente difícil	9	7,9

2.5. Análise dos recém-nascidos hospitalizados com VTCN

Os requisitos para a preparação dos recém-nascidos para o transporte para um hospital especializado baseiam-se nas nuances anátomo-fisiológicas e na urgência da patologia gastrointestinal formada, pelo que é necessário observar o regime de temperatura (recomenda-se a incubadora de transporte), controlar a oxigenação com oxímetros de pulso e sensores transcutâneos (as alterações das constantes têm um efeito prejudicial nos recém-nascidos), manter um nível glicémico constante, uma vez que os recém-nascidos têm reservas mínimas de glicogénio com uma elevada necessidade de energia (prevenção da hipoglicemia),

No nosso estudo, 77 (68%) recém-nascidos foram transportados com más práticas graves. Este facto resultou em hipotermia em 21 (18,6%) recém-nascidos e hipoglicemia grave em 28 (24,7%).

O diagnóstico atempado de NTCV e a preparação adequada nas maternidades antes do transporte foram observados em 53 (47%) casos, a estabilização primária inadequada em 51 (45%), e as medidas acima referidas não foram efectuadas em 9 (8%) casos.

Outro fator que garante a segurança do transporte inter-hospitalar é o cumprimento do princípio básico da atividade das equipas de reanimação e consulta - a ameaçometria, prevendo o grau de risco e o resultado imediato do transporte. 16(14,1%) pacientes foram admitidos por gravidade sem o acompanhamento de pessoal médico, o que levou à deterioração do estado do recém-nascido devido ao não cumprimento das regras de transporte.

Um aspeto importante do transporte inter-hospitalar de recém-nascidos em estado crítico é a continuação dos cuidados intensivos, garantindo a sua continuidade em todas as fases do processo de tratamento. Durante o transporte, todas as medidas terapêuticas iniciadas nos hospitais de nível 1 e II ou na fase de preparação da criança para o transporte devem ser executadas.

Os resultados do estudo mostraram que em 43 (38%) casos as regras do transporte inter-hospitalar foram violadas: os recém-nascidos não receberam as medidas terapêuticas necessárias, o que levou à desestabilização do estado dos recém-nascidos. Praticamente todos os estados críticos no período neonatal podem ser acompanhados por um comprometimento significativo das trocas gasosas e da oxigenação, o que exige a organização de um suporte respiratório durante o transporte. Dadas as caraterísticas anatómicas e patogenéticas desta malformação, é necessário minimizar este risco.

34 (30%) crianças foram transportadas sem sonda nasogástrica oro-ili e aspiração de conteúdo gástrico, levando a complicações de insuficiência respiratória de gravidade variável.

Sabe-se que os recém-nascidos têm uma imaturidade acentuada dos mecanismos de termoregulação, o que favorece a perda de calor por radiação infravermelha. A necessidade de oxigénio numa criança com hipotermia pode aumentar três ou mais vezes! A hipotermia ocorre mais frequentemente em situações críticas, como asfixia no parto, insuficiência respiratória, sépsis e outras consequências negativas. Para além da hipoxia, observa-se acidose, depressão respiratória, apneia, depressão da consciência e convulsões.

A análise dos dados mostrou que, devido à violação das regras de transporte e manejo dos neonatos com CCVN, os pacientes foram internados em hipotermia (<36,0°C) em 21 (18,6%); em hipertermia (>37,5°C) em 8 (7%) casos, respetivamente.

Assim, por várias razões: violações no diagnóstico de rastreio, tácticas obstétricas, atraso no diagnóstico e, consequentemente, transferência tardia para um hospital especializado, violação das regras de transporte, tudo isto levou ao facto de 20,4% dos recém-nascidos terem nascido em estado muito grave, 7,9% terem nascido em estado muito grave. Tudo isto teve um impacto negativo no curso da doença e exigiu uma preparação pré-operatória mais longa.

Com base na nossa análise, concluímos que, durante a preparação da criança para o transporte e durante o mesmo, todos os esforços devem ser direcionados para a prevenção das quatro condições patológicas mais significativas, qualquer uma das quais pode provocar o desenvolvimento de uma síndrome de disfunção e falência de múltiplos órgãos no contexto de VTCN já existente (Fig. 3.12.).

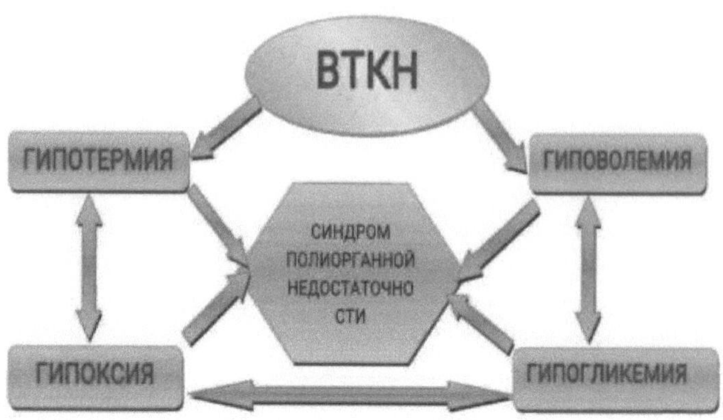

Figura 3.12: Principais factores de risco que agravam o estado de um recém-nascido com VTCN na fase de transporte inter-hospitalar.
Resumo do capítulo

Os resultados do diagnóstico de EIA em recém-nascidos de 2014 a 2021 mostraram que a gravidade do estado dos recém-nascidos com VTCN na admissão se deveu a várias complicações e ao desenvolvimento da síndrome de falência de múltiplos órgãos no contexto de VTCN devido ao diagnóstico tardio e a tácticas de gestão incorrectas nestes doentes.

A percentagem de diagnóstico pré-natal de SCCN no país é atualmente de 6,3%. Trata-se de uma percentagem criticamente baixa de exames de rastreio realizados em mulheres grávidas, o que não permite o volume necessário de identificação de sinais ecográficos de SCCN fetal.

Ao analisar as particularidades do curso da gravidez em mulheres com SCCN fetal, ficou provado que a identificação de factores de risco no início da gravidez aumenta as hipóteses de identificar a anomalia, e os próprios factores de risco podem servir como marcadores clínicos no diagnóstico pré-natal de SCCN fetal. Os seguintes factores representaram a maior percentagem: ameaça de aborto (68%), infecções respiratórias agudas (92%), infeção TORCH (18,5%), anemia (54%) e exposição a drogas (76%).

Os nossos estudos mostraram que o diagnóstico pós-natal atempado e a preparação adequada dos recém-nascidos com VTCN para o transporte nas maternidades só foram efectuados em 53 (47%) doentes. 51 (45%) recém-nascidos foram tratados de forma inadequada nas maternidades e 9 (7,9%) crianças não foram tratadas de todo. 77 (68%) recém-nascidos foram transportados com violações graves das regras, resultando em hipotermia em 21 (18,6%) casos e hipoglicemia grave em 28 (24,7%). Ao preparar uma criança para e durante o transporte, todos os esforços devem ser direcionados para a prevenção das quatro condições patológicas mais importantes: hipotermia, hipoxia, hipovolémia e hipoglicémia. Qualquer uma delas pode provocar o desenvolvimento de um síndroma de disfunção multiorgânica e de falência no contexto do VTCN.

Assim, os resultados do diagnóstico pré e pós-natal permitiram-nos desenvolver e implementar algoritmos para o diagnóstico e tratamento pré e pós-natal de doentes com VTCN. A sua aplicação ajuda a reduzir a incidência de complicações e a mortalidade nos períodos pré e pós-operatório.

CAPÍTULO IV

ANÁLISE DOS RESULTADOS DO TRATAMENTO CIRÚRGICO.

4.1 Seleção do método de tratamento e determinação do âmbito da intervenção cirúrgica em recém-nascidos

A correção cirúrgica da doença neovaginal foi realizada em 1,6±0,55 dias de vida, após a estabilização do estado da criança e a conclusão de todas as medidas de diagnóstico necessárias. A escolha do volume da cirurgia foi feita individualmente, dependendo do curso do processo patológico, do nível de atresia e das alterações morfológicas do tubo intestinal.

A história do tratamento cirúrgico de recém-nascidos com atresia jejunoileal no CCRH foi convencionalmente dividida em 2 fases.

Primeira fase do tratamento EIA no RCHS: 2014-2017.

Na fase inicial do nosso trabalho, fizemos uma operação de emergência, que consistiu numa anastomose primária ou enterostomia utilizando métodos tradicionais. Tratava-se de uma tática algo errada, mas, na altura, era a única possibilidade de salvar a vida do recém-nascido.

A análise da mortalidade mostrou que as causas de morte mais frequentes foram as causas de génese séptica e hemorrágica, devido ao diagnóstico tardio e às complicações pós-operatórias cirúrgicas. Frequentemente os doentes na altura do internamento apresentavam edema hemorrágico e CIVD, agravados pela intervenção cirúrgica e no pós-operatório.

No final da primeira fase, conseguimos reduzir a mortalidade pós-operatória de 27% para 13,5% (2 vezes). Entre as causas de morte em 26 crianças estavam as complicações pós-operatórias não cirúrgicas: gerais e específicas. No estágio 1, precisávamos minimizar ao máximo as complicações pós-operatórias e preservar a vida do recém-nascido. No entanto, o aumento do fluxo de doentes com comorbilidades graves devido ao diagnóstico tardio e a tácticas de tratamento incorrectas não melhorou a situação.

Fase II do tratamento de um recém-nascido com AIE no RCHS: 2017-2021.

Em 2017-2021, os desafios tornaram-se muito evidentes e, sem os enfrentar, era difícil alcançar um resultado positivo.

Em primeiro lugar, os problemas de diagnóstico tardio e de tratamento inadequado dos recém-nascidos com AIE na fase de maternidade tornaram-se agudos, o que, na maioria dos casos, conduziu a um desfecho desfavorável. Nas instituições periféricas, persistia a opinião entre os médicos de que a ATNK era uma malformação fatal. Muitos deles não mantinham protocolos clínicos sobre o diagnóstico e o tratamento de pacientes com esta malformação.

Em segundo lugar, a incidência relativamente elevada de falha da sutura durante a anastomose intestinal (se o cirurgião não tiver em conta a relação entre o diâmetro do intestino de condução e o do intestino de retirada ao aplicar a anastomose inter-intestinal) da forma tradicional causou o desenvolvimento de peritonite com resultado letal.

Tudo isto fez-nos reconsiderar alguns dos pontos de vista estabelecidos sobre o problema da correção cirúrgica da AIE.

Comparámos os dois métodos de tratamento cirúrgico e dividimos os doentes em dois grupos. O grupo principal incluiu 37 (33%) crianças (via vídeo-assistida) e o grupo de controlo incluiu 76 (67%) crianças (via tradicional). Nas nossas instituições, começámos a operar crianças utilizando a via vídeo-assistida a partir do final de 2017 (Fig. 4.1.)

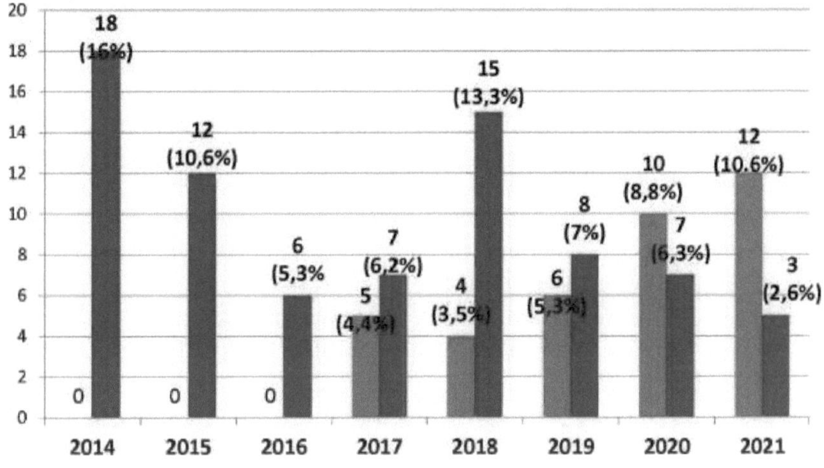

Grupo principal ■ Grupo de controlo

Fig.4.1.Rácio e distribuição dos doentes pelo método de cirurgia
(n=113)

Os doentes foram divididos em dois grupos para comparar a eficácia das técnicas cirúrgicas.

Grupo principal - 37 (33%) doentes submetidos a revisão laporoscópica vídeo-assistida dos órgãos da cavidade abdominal; minilaparotomia; mobilização do intestino delgado atrésico e excreção através de uma incisão minilaparotómica.

Controlo - 76 (67%) recém-nascidos que foram submetidos a laparotomia; revisão dos órgãos da cavidade abdominal.

Preparação pré-operatória. Os recém-nascidos com ATK e AIC foram submetidos a uma preparação pré-operatória padrão: "compensação adequada das perdas de fluidos e electrólitos, aquecimento, controlo do açúcar, descompressão do trato gastrointestinal superior com consideração obrigatória do volume das perdas" [49]. [49].

No caso de ATNK no segmento inicial, para uma descompressão eficaz do segmento cego do jejuno, é necessária uma sonda gástrica; nestes casos, a preparação pré-operatória é adiada por 1-2 dias para normalizar a homeostase. Na ATNK neonatal, é necessário efetuar a correção cirúrgica no primeiro dia de vida para evitar isquémia e perfuração do segmento de condução.

Em caso de flatulência grave, a ventilação artificial pré-operatória deve ser efectuada em alguns casos.

A preparação pré-operatória foi efectuada durante uma média de 16,3±9,9 horas durante o primeiro período de observação e 14,2±9,8 horas durante o segundo. Terapia de infusão pré-operatória - solução de glucose no volume das necessidades de fluidos específicas da idade (solução de glucose a 10% com soro fisiológico). Foram administrados fármacos volémicos no segundo em 4 (5%) casos.

A todos os doentes foi prescrita terapêutica antibacteriana e hemostática antes da intervenção cirúrgica: receberam recém-nascidos do primeiro e do segundo grupo de estudo.

Os critérios de adequação da preparação pré-operatória foram a restauração da hemodinâmica, o equilíbrio hidroelectrolítico e a diurese óptima em ambos os grupos.

Programa de preparação pré-operatória: suporte respiratório de doentes com insuficiência respiratória e/ou cardíaca, choque hipovolémico e LCR comprometido. Foi efectuada uma terapia de infusão de 10-20 ml/kg*hora com soluções de glucose-sal, plasma fresco congelado, albumina.

Para melhorar a microcirculação e corrigir os distúrbios hemodinâmicos, foi efectuado um suporte inotrópico com dopamina numa dose de 2-5 mcg/kg*min, por vezes - terapia hormonal.

A vitamina K, a dicinona, o etamsilato de sódio e a tremina foram utilizados para prevenir a DIC e a hemorragia.

A terapia antibiótica implicou cefalosporinas de 2-3 gerações + aminoglicosídeos + metranidazol.

A descompressão gastrointestinal foi efectuada com um tubo gástrico (Fr#6, se o peso for superior a 3000 gramas, então Fr#8) com lavagem com solução fisiológica.

Para avaliar a eficácia da preparação pré-operatória, foram utilizados os seguintes critérios: "normalização hemodinâmica, normalização da frequência cardíaca e da tensão arterial, desaparecimento do sintoma da "mancha branca", acrocianose, marmoreamento da pele, normalização da temperatura corporal, aparecimento de diurese, melhoria do estado ácido-base".

A insuficiência renal aguda devido a uma terapêutica inadequada antes da admissão no hospital cirúrgico e ao agravamento do choque hipovolémico foi observada em 3 bebés do primeiro grupo e em 1 do segundo grupo.

A **avaliação dos níveis de stress cirúrgico** no intra-operatório baseou-se em: "o comprimento da incisão na parede abdominal anterior, a duração da intervenção cirúrgica e da anestesia, a quantidade de analgésicos narcóticos e miorrelaxantes consumidos durante a cirurgia, a quantidade de perda de sangue e a ocorrência de complicações". No período pós-operatório precoce: "duração da estadia nos cuidados intensivos e na unidade de cuidados intensivos (UCI), número de dias de cama, gravidade da síndrome da dor, restabelecimento do peristaltismo intestinal, início da carga enteral, efeito cosmético, número de complicações".

Em conjunto com a literatura, a incisão transversa supraumbilical com boa exposição do intestino, mas com um risco elevado de aderências, foi considerada a mais óptima. As vantagens destas incisões são a baixa cicatriz pós-operatória, a baixa intensidade da dor pós-operatória e a baixa proporção de aderências intra-abdominais.

De acordo com o método tradicional, sob anestesia por intubação, a intervenção cirúrgica foi iniciada com uma incisão transversal (laparatomia) 5,5 - 6,5 cm acima do umbigo e revisão da cavidade abdominal.

No método tradicional de cirurgia, na ausência de inflamação e dilatação moderada da ansa de condução do intestino delgado, 36 (46,1%) doentes foram submetidos a anastomose direta, incluindo 5 (14%) doentes com estreitamento da secção de condução, e 29 (80,5%) doentes foram submetidos a anastomose "boca de peixe" ("fish mouth" de J. Louw).

(Figura 4.2.).

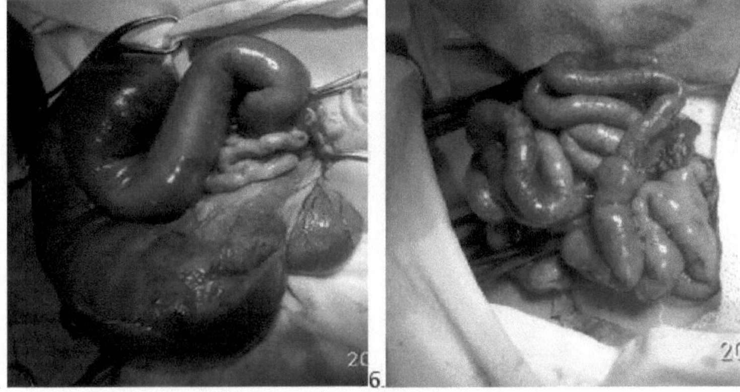

Fig.4.2 Paciente A. (f.m.) I/B #373. Imagem intra-operatória de atresia do íleo: (a) atresia do tipo II antes da anastomose;

b) Aspeto final da anastomose término-terminal da boca de peixe

Na maioria dos casos, a ATNK é acompanhada por uma grande diferença no diâmetro das áreas afectadas. A grande diferença entre os diâmetros intestinais impossibilitou a aplicação de uma anastomose término-terminal. Nestas condições, utilizámos anastomoses de descarga de extremo a extremo em 6 (12,8%) recém-nascidos (Fig. 4.3). 5 (10,6%) recém-nascidos foram submetidos a membranotomia para atresia tipo I (Fig. 4.4).

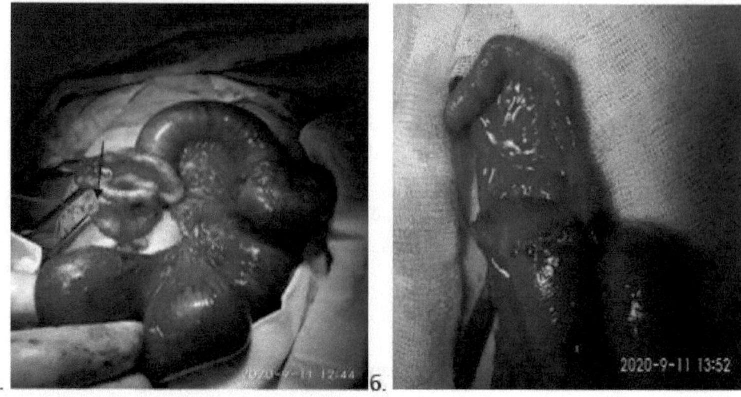

Fig.4.3 Paciente F.M. (f.m.). I/B #752. Intra-operatório na atrésia do íleo: a) atrésia tipo III A: defeito em forma de "V" do mesentério, comprimento total do intestino delgado dentro dos limites normais; o intestino desviado estreitado é indicado pela seta; b) vista final da anastomose término-lateral a partir da frente.

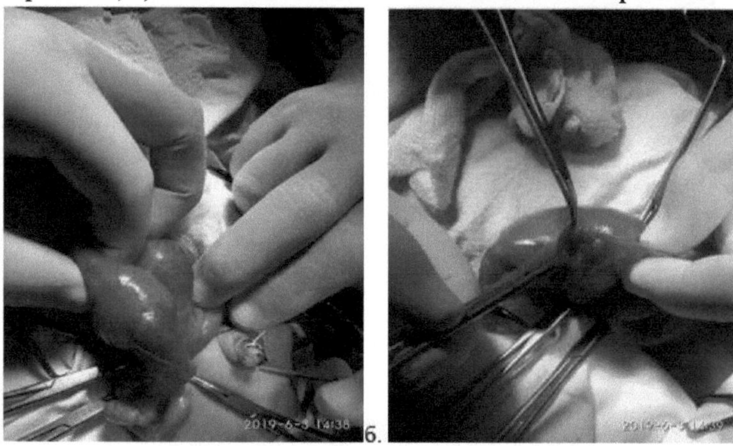

Fig.4.4 Paciente E.V. (f.m.). I/B #526. Imagem intra-operatória de atresia jejunal:
a) atresia tipo I;
b) estado após a membranotomia

Em caso de localização elevada da ATC, uma sonda naso-gastro-intestinal (intubadora) foi passada ao máximo para além da zona da anastomose em 10 (13%) doentes. Isto resultou numa descompressão temporária da ansa do intestino delgado durante um curto período de tempo, restabeleceu o peristaltismo, evitou complicações pós-operatórias e falhas na sutura da anastomose (Fig. 4.5).

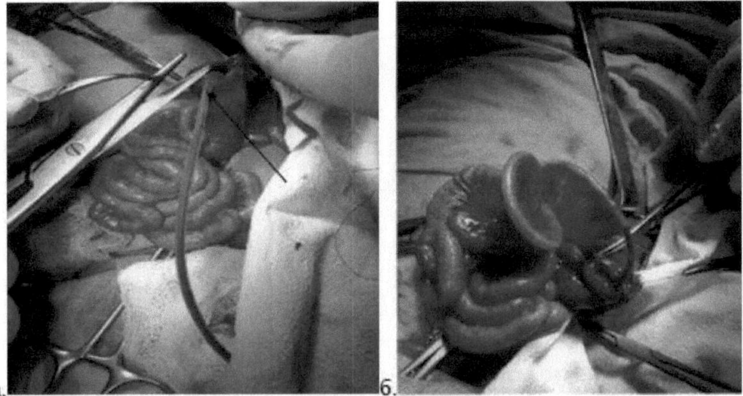

Fig.4.5. Paciente M.N. (f.m.). I/B #1235. Imagem intra-operatória em atresia jejunal Ntip: a) o tubo intubador é indicado por uma seta. b) período de aplicação da anastomose.

O defeito mesentérico foi suturado com pontos separados com nós. Na medida do possível, não deixámos a drenagem na cavidade abdominal, porque também é considerada uma porta de entrada para a infeção, a peritonite fibroadesiva. Em 8 (10,2%) casos, realizámos a drenagem da cavidade abdominal para garantir a saída de fluidos e o diagnóstico atempado da falha da sutura da anastomose (parcial e completa) e da peritonite. De seguida, procedeu-se à hemostase ao longo da operação. Foram aplicadas suturas camada por camada na ferida. Curativo assético (Fig. 4.6).

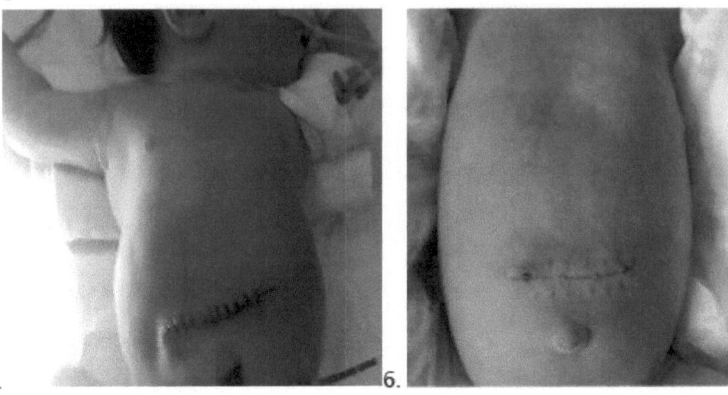

Fig. 4.6. Paciente K. (f.m.) Incisão transversal pós-operatória: a. vista anterior; b. após a remoção da sutura no 14º dia.

No período pós-operatório, observou-se cicatrização secundária da ferida em 7 (8,9%) pacientes e falha da anastomose em 6 (7,7%) pacientes.

Pela primeira vez, a cirurgia neonatal videoassistida (CVA) para a atresia jejunoileal foi iniciada no RCHS no final de 2017.

Todos os BACs foram efectuados de acordo com a norma: ".... o primeiro trocarte foi inserido para introduzir o laparoscópio e rever a cavidade abdominal, depois os trocartes foram colocados sob os instrumentos de trabalho, foi efectuada a mobilização parcial do intestino, os vasos principais foram tratados e os limites da ressecção foram definidos".

Para a realização de cirurgias de BAC nos nossos doentes utilizámos: "complexo endocirúrgico (rack 4K) com um conjunto de equipamentos que inclui uma câmara de vídeo com cabo ótico e laparoscópio de 5 e 10 mm, fonte de luz com guia de luz, monitor, insuflador com modos de fornecimento de CO2 continuamente ajustáveis, sistema de aspiração do conteúdo da cavidade abdominal, unidade electrocirúrgica com modos de coagulação bi e monopolar, sistema electrocirúrgico de alta frequência "ERBE" com instrumento BiClamp de 5 mm de diâmetro, um conjunto de trocartes de 3 mm, 5 mm, 10 mm de diâmetro e instrumentos de 3 e 5 mm".

Técnica de cirurgia assistida por vídeo. A criança foi colocada na mesa de operações na posição anti-Trendelenburg com rotação de 30° do corpo para a esquerda.

$_2$Sob anestesia intubatória, em posição supina, após tratamento do campo operatório na região infra-umbilical, foi colocado o primeiro trocarte (2 mm de diâmetro), insuflado o CO e criado o pneumoperitoneu. Em seguida, instalámos uma ótica com uma haste NORKKHYZP de 5 mm e, sob o controlo da ótica, um trocarte (3,0 mm) à direita do umbigo. Além disso, durante a revisão da cavidade abdominal em caso de aderências, as aderências foram desligadas com um coagulador bipolar. A parte atresiada do intestino delgado, a extremidade distal, que parecia um "cordão", foi detectada. Foi determinada a presença de um defeito mesentérico. Além disso, foi feita uma incisão minilaratomica de 2,0 cm a 3,0 cm no local do trocarte no lado direito e as partes atresiadas do intestino delgado foram retiradas. Verificou-se a permeabilidade da extremidade de desvio do intestino e a parte atresiada do intestino delgado foi ressecada. Na manastomose inter-intestinal, as alças intestinais foram cuidadosamente imersas na cavidade abdominal. A cavidade abdominal não foi drenada tanto quanto possível, pois é também uma porta de entrada para a infeção. Foi inserida uma enterostomia de duplo barril através de uma incisão minilaparatomica. Hemostase no decurso da operação. Foram aplicadas suturas de ferida camada a camada e um penso assético. A figura (Fig. 4.7. de I a X) mostra a sequência da cirurgia assistida por vídeo.

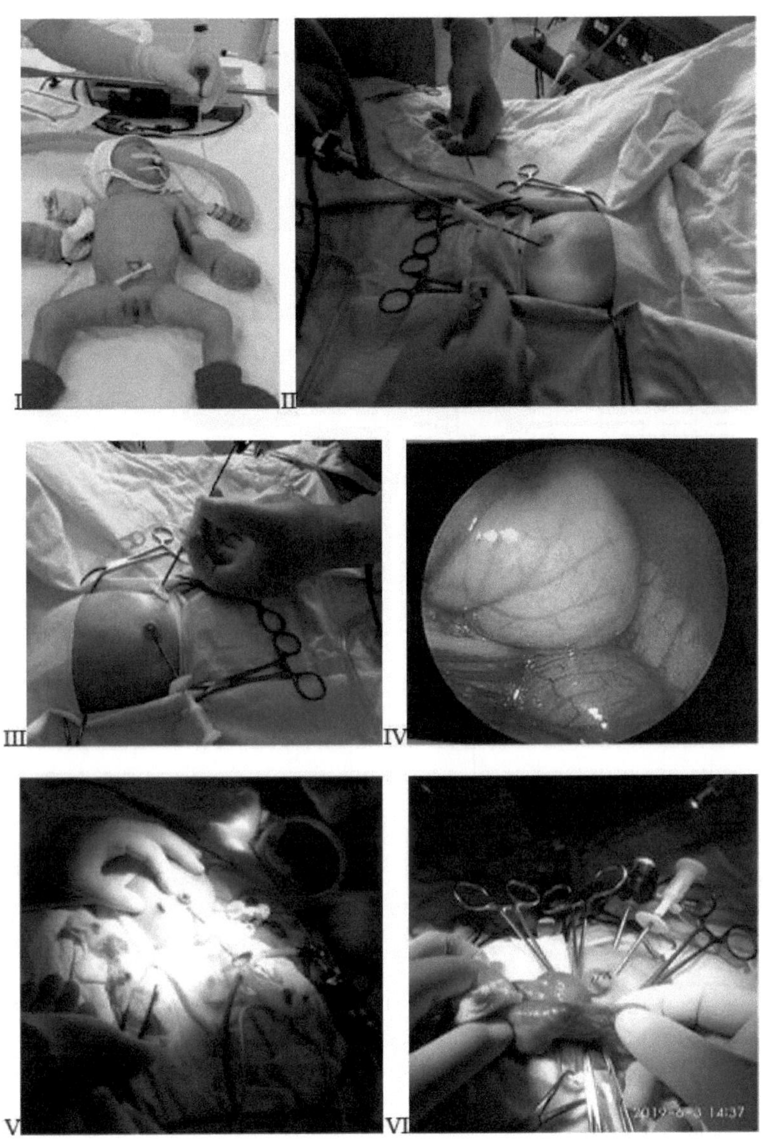

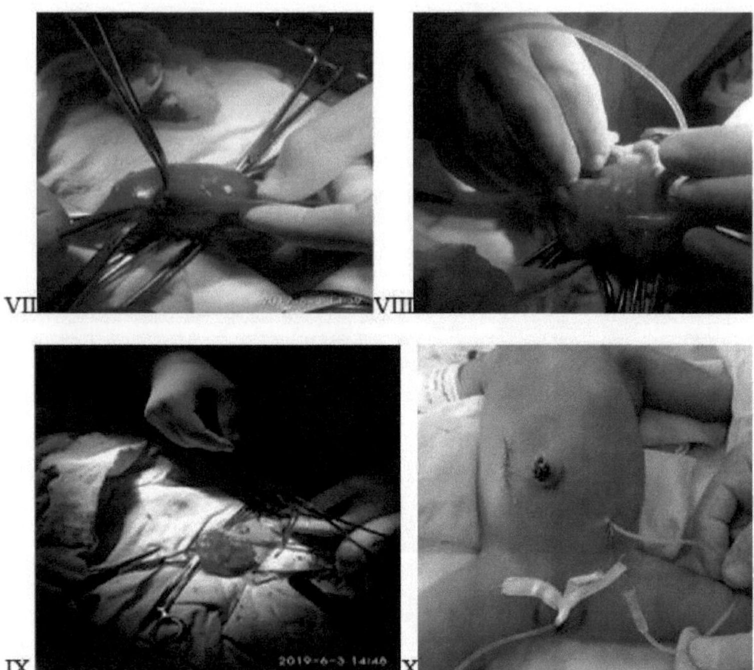

Fig.4.7 Paciente E.M. I/B. No.1. Fases da operação ATK assistida por vídeo.

A incisão transversal superior para a cirurgia de AIE baseia-se nos princípios da cirurgia minimamente invasiva e apresenta melhores resultados intra e pós-operatórios em relação ao acesso transrectal.

No grupo principal, 2 (5,7%) doentes foram submetidos a acesso por incisão transversal e 26 (74%) doentes foram submetidos a acesso por incisão transrectal. No grupo de controlo, foram realizadas 32 (41%) incisões transversais e 12 (15,3%) incisões transrectais.

A introdução de técnicas minimamente invasivas no tratamento do VTCN resultou numa redução mínima da incidência de morte e de complicações pós-operatórias.

O TAS, de acordo com os resultados do nosso estudo, é reconhecido como uma melhor tática de tratamento cirúrgico para a obstrução ileal neonatal congénita e deve ser realizado em todos os casos possíveis de intervenções cirúrgicas em recém-nascidos com resultados superiores no período pós-operatório precoce.

O BAC tem resultados cosméticos superiores, resulta num trauma cirúrgico mínimo e numa evolução pós-operatória precoce mais favorável dos doentes com AIE (Fig. 4.8).

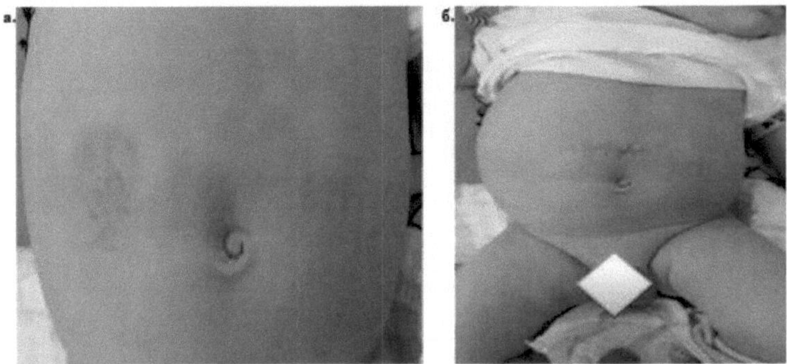

Fig.4.8. Catamnese. Imagem pós-operatória: a) doente R.S. (f.m.) I/B. n.º 208. na incisão transrectal, vista anterior; b) doente E.M. I/B. n.º 570 na incisão transrectal, vista anterior após remoção da sutura.

Com uma grande variedade de diretrizes clínicas, protocolos e normas, um cirurgião pediátrico com limitações de tempo necessita de um algoritmo conciso para o tratamento cirúrgico de doentes com AIE. Desenvolvemos um algoritmo para doentes operados com VTCN (Fig. 4.9.).

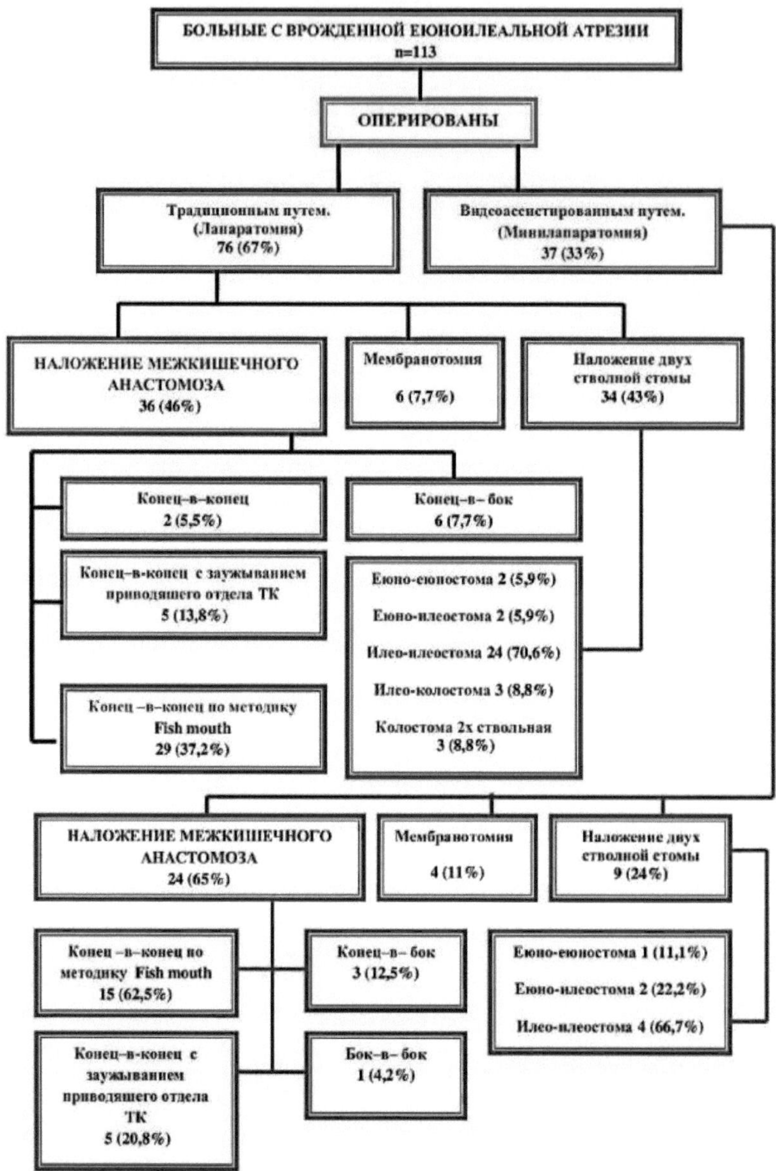

Fig. 4.9. Tipos de intervenções cirúrgicas efectuadas em crianças com NCAA

Desenvolvemos um algoritmo de tratamento e reabilitação complexa após a correção cirúrgica da ATK (Fig.4.10).

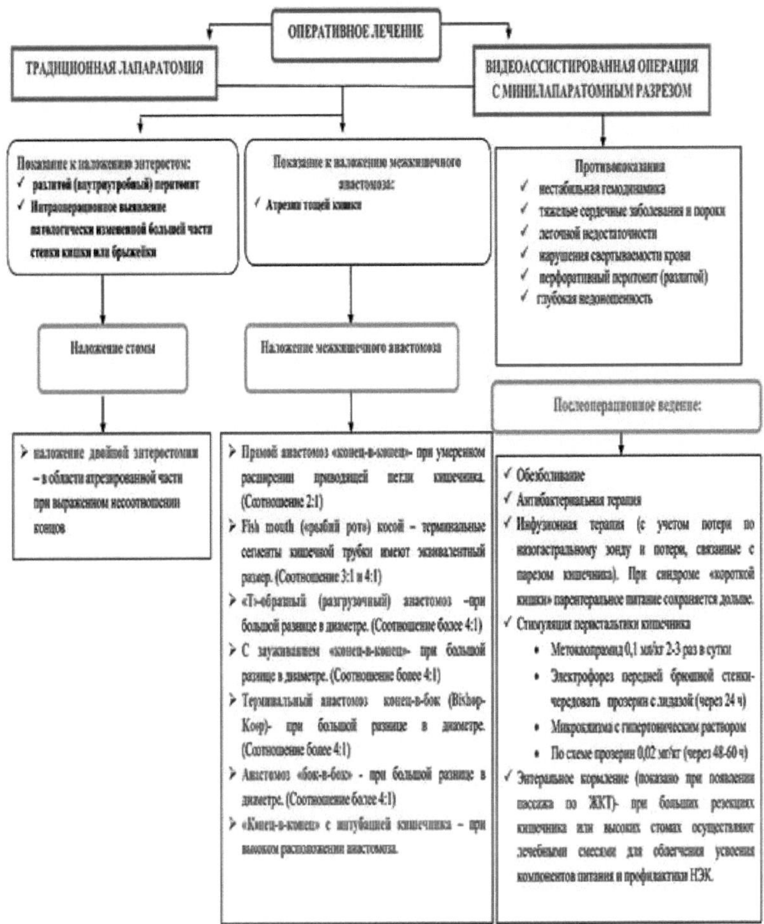

Fig.4.10. Algoritmo de tratamento e reabilitação complexa de crianças após correção cirúrgica de ATNK

Os dados do nosso estudo permitem-nos considerar a laparoscopia assistida por vídeo como uma abordagem cirúrgica segura no tratamento da obstrução jejunoileal congénita obstrutiva. Ao mesmo tempo, no período pós-operatório, foi observada cicatrização secundária da ferida em 1 (2,8%) doente e falha da anastomose em 2 (5,7%) crianças. A cicatriz pós-operatória na pele da parede abdominal anterior era praticamente impercetível.

Após a conclusão do estádio cirúrgico anterior, todos os nossos doentes foram submetidos a minilaparotomia com localização da incisão na parede abdominal anterior, consoante o foco patológico. Nas crianças operadas por BAC, o tamanho da incisão cutânea variou de 2,5 a 4 cm (média de 3,5±0,9 cm).

Tabela.4.1.

Volume de intervenção cirúrgica nos grupos comparados por tipo e partes de VTCN

TIPOS (n=113)	I — 14 (12,5%)		II — 23 (20,5%)		IIIa — 43 (38%)		IIIb — 20 (17,5%)		IV — 13 (11,5%)	
Parte atresistida	ATK	COMPLEXO AGRO-INDUSTRIAL	ATK	COMPLEXO AGRO-INDUSTRIAL	ATK	COMPLEXO AGRO-INDUSTRIAL	ATK	COMPLEXO AGRO-INDUSTRIAL	ATK	COMPLEXO AGRO-INDUSTRIAL
Tradicional 76(67%)	7 (51%)	2 (14%)	3 (13%)	10 (44%)	13 (30%)	21 (49%)	7 (35%)	9 (45%)	4 (31%)	1 (7,5%)
TU 37(33%)	4 (28%)	1 (7%)	6 (26%)	4 (17%)	5 (12%)	4 (9%)	3 (15%)	1 (5%)	7 (54%)	1 (7,5%)
Total (n=113) (100%)	11 (79%)	3 (21%)	9 (39%)	14 (61%)	18 (42%)	25 (58%)	11 (50%)	9 (50%)	11 (85%)	1 (14%)

Nota:* **ATK-** atresia do jejuno, ***APK-** atresia do íleo.

No grupo principal, 26 (70%) doentes foram submetidos a cirurgia com anastomose inter-intestinal, 7 (20%) - com enterostomia de duplo barril. Em 47 (62%) doentes do grupo de controlo, a cirurgia terminou com anastomose inter-intestinal, em 31 (41%) doentes - com enterostomia de duplo barril. Os resultados das cirurgias VAM e tradicionais são apresentados na Tabela 4.1.

Uma análise comparativa das operações realizadas e do seu número nos grupos principal e de controlo é apresentada na Tabela 4.2.

Tabela 4.2.

Análise comparativa entre o grupo principal e o grupo de controlo

grupos Número de operações	Grupo principal (n=37) 37	Grupo de controlo (n=76) 76
Eunotomia	4	5
Ressecção do intestino delgado com euno-jejunoanastomose com estreitamento	5	4
Ressecção do intestino delgado com jejuno-jejunoanastomose término-terminal **(Fishmouth)**	8	6
Ressecção do intestino delgado com jejuno-jejunoanastomose lado a lado	1	-
Ressecção do intestino delgado com jejuno-jejunoanastomose término-lateral	-	3
Ressecção do intestino delgado com ileo-ileoanastomose término-terminal com estreitamento **(Fishmouth)**	2	1
Ressecção do intestino delgado com ileo-	3	6

ileoanastomose término-terminal **(Fishmouth)**		
Ressecção do intestino delgado com ileoanastomose término-lateral	1	-
Ressecção do intestino delgado com ileo-ileoanastomose término-lateral	2	3
Ressecção do intestino delgado com ileo-ileoanastomose término-terminal **(Fishmouth)**	4	14
Ressecção do intestino delgado com anastomose colo-colónica de ponta a ponta	-	2
Ressecção do intestino delgado com ileo-colonastomose de ponta a ponta	-	3
Jejunostomia bivalve	1	2
Eunoileostomia de duplo barril.	2	2
Ileostomia bivalve	4	24
Ileocolostomia bivalve	-	3
Colostomia bivalve	-	2

1.2 Caraterísticas comparativas dos resultados imediatos e a longo prazo do tratamento cirúrgico de doentes com AIE.

A ausência de diferenças fiáveis entre os grupos principal e de controlo em termos do volume e da natureza das operações permite avaliar objetivamente os resultados do tratamento. A duração das operações no grupo principal foi de 90-290 minutos, em média 182±37,9 minutos, e no grupo de controlo - 90270 minutos, em média 180,9±35,7 minutos.

Os pacientes submetidos ao TAS tinham um comprimento de incisão na pele de 2,03,0 cm, com média de 3,0±0,9 cm, enquanto o grupo de controlo tinha um comprimento de incisão na pele de 4,0-6,0 cm, com média de 4,3±2,6 cm. Não observamos nenhuma complicação intraoperatória em nenhum paciente de ambos os grupos.

Durante o período de estudo, foi realizado um total de 60 anastomoses inter-intestinais em recém-nascidos (24 (40%) no grupo principal e 36 (60%) no grupo de controlo): 50 (83,3%) anastomoses término-terminal, 1 (1,7%) anastomose lado a lado e 9 (15%) anastomose término-lateral. A sutura contínua de duas filas com material de sutura absorvível *VICRYL (VICRYL) 5/0-6/0* foi considerada a técnica de eleição para o acesso inter-intestinal em recém-nascidos em ambos os grupos.

Quando a obstrução se localizava ao nível do jejuno e do íleo, as indicações para um determinado tipo de anastomose foram determinadas em função da natureza da malformação, das suas complicações e da diferença de diâmetros dos segmentos de condução e de desvio. A mais fisiológica é a anastomose inter-intestinal término-terminal, que foi utilizada em 50 (44,2%) casos de atresia do jejuno e do íleo.

A principal indicação para a anastomose término-lateral foi uma grande diferença na relação entre a extremidade de condução e a extremidade de retirada do intestino delgado.

As indicações absolutas para a remoção do estoma de duplo barril foram os casos de atresia do íleo no contexto de perfuração e peritonite derramada. Além disso, as enterostomias foram removidas em casos de atresia do intestino delgado, uma vez que a inflamação intra-uterina da parede intestinal limita a junção inter-intestinal.

O volume de ressecção dependia do nível de atresia e da gravidade das alterações secundárias no segmento atresiado. De acordo com os dados da literatura baseados em estudos morfológicos, o grau e a extensão da lesão da zona dilatada supra-estenótica dependem do nível de localização da malformação: quanto mais baixa for a localização da atrésia, mais pronunciadas são as alterações destrutivas. Este facto é explicado pela impossibilidade de esvaziar as partes dilatadas durante o vómito ou a sondagem gástrica. Por conseguinte, na atrésia ao nível do jejuno, a ressecção da alça de condução foi geralmente efectuada num espaço de 7-10 cm e a de desvio de -5-7 cm; na atrésia ao nível do íleo, o segmento de condução foi ressecado num espaço de 10-20 cm e o de desvio de -5-7 cm. O volume de ressecção em lesões necróticas do intestino foi determinado pela extensão das áreas alteradas.

No grupo principal, a paresia intestinal pós-operatória foi observada 24-48 horas, enquanto no grupo de controlo - 4-5 dias. Nos doentes com peristaltismo fraco no período pós-operatório precoce, a partir do 3º dia, a função intestinal foi estimulada através da injeção de 5 ml de solução salina através de um tubo naso- ou orogastroduodenal, 0,05-0,1 ml de solução de proserina a 0,05% foi injetado por via intramuscular e a eletroforese com lidaza foi aplicada através da parede abdominal anterior.

4-5 horas após a cirurgia, a sonda de descompressão foi estendida para restaurar a motilidade duodenal. Inicialmente, infundiu-se água destilada ou solução de ORSA, depois misturas, na proporção de 1:4 no início, mais tarde 1:2, depois 3:4 até o volume total.

Na ausência de leite materno, foram utilizadas fórmulas especiais para recém-nascidos (NAN, Nutrilak, HIPP, Malyutka, etc.) e bebés prematuros (Alfare, PreNAN, Pregestemilk). O aumento de peso na dinâmica foi considerado como critério para a normalização do estado geral do doente.

O período de permanência das crianças na OARIT foi significativamente reduzido (para 7-10 dias), enquanto que após a laparotomia este indicador foi de 17-24 dias. A duração do internamento hospitalar após cirurgias vídeo-assistidas foi de 7-10 dias, em média 7,4±2,2 dias, e após cirurgias abertas - 17-24 dias, em média 17,3±1,8 dias.

No período pós-operatório, observou-se uma ativação precoce dos doentes no prazo de 3-4 dias após a cirurgia, utilizando a técnica vídeo-assistida. A comparação das complicações pós-operatórias por grupos é apresentada na Figura 4.11.

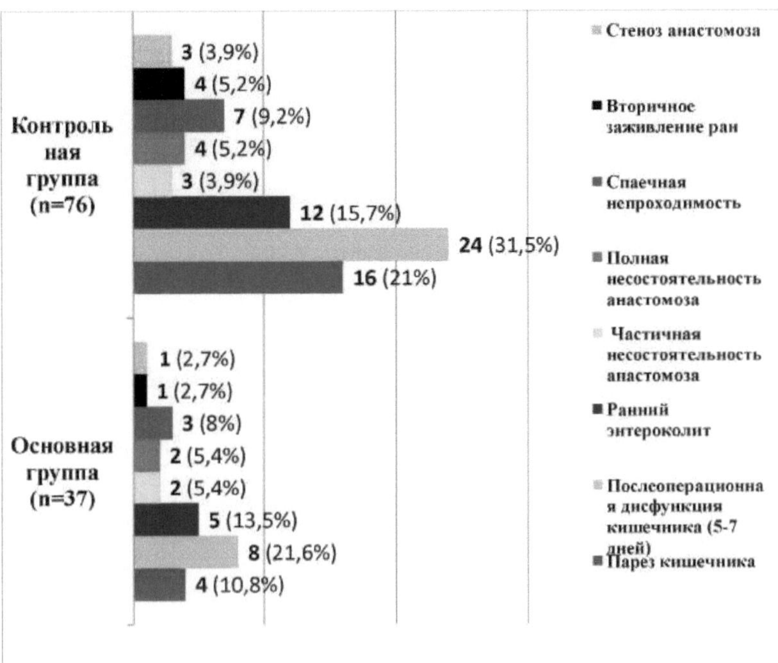

Fig.4.11. Caraterísticas comparativas das complicações pós-operatórias precoces por grupos

O nosso estudo mostrou que as complicações graves nos recém-nascidos com AIE foram: 22,1% no grupo principal 8(7,1%), no grupo de controlo - 17(15%). A taxa de mortalidade entre os recém-nascidos com AIE foi de 23%: 5(4,4%) no grupo principal e 21(18,6%) no grupo de controlo.

A presença de múltiplas malformações e condições somáticas nos doentes afectou com maior precisão o resultado do tratamento, o que está resumido na Figura 4.12.

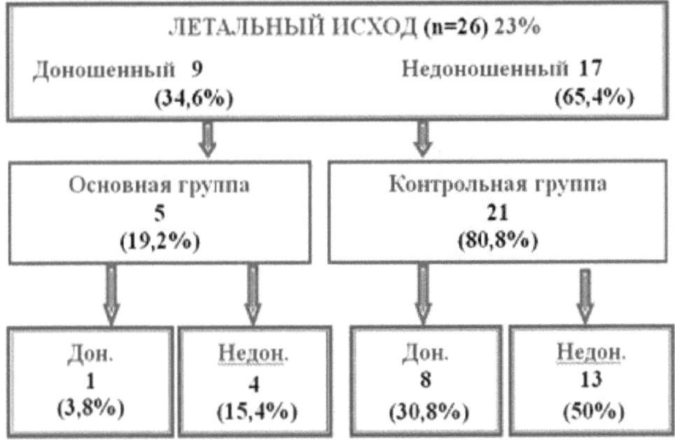

Fig.4.12.Resultados do resultado letal em recém-nascidos com AIE

A análise dos resultados sugere que a agressão cirúrgica na EVA é significativamente inferior aos métodos tradicionais.

Estudámos também os *resultados a longo prazo do tratamento dos* doentes com AIE (em média 2 anos após a cirurgia). Das 37 crianças operadas (AIE), foi possível avaliar os resultados a longo prazo em 29 (78,4%) casos, em quatro casos não foi possível devido à morte dos doentes (os outros quatro não concordaram devido a circunstâncias familiares). A causa deste resultado, de acordo com os nossos dados, foi a síndrome de má absorção. Utilizámos um inquérito por questionário a 29 pais para avaliar os resultados a longo prazo. Desenvolvemos um formulário de questionário constituído por uma lista de perguntas com opções de resposta (Tabela 4.3.).

Tabela 4.3. Formulário de questionários de resultados à distância no paciente.

Indicadores	Opções de resposta	Pontuação	Resultados (n=29)
Estado de saúde atual da criança tempo	completamente saudável	1	
	satisfatório	2	
	insatisfatório	3	
	sim	1	
	dieta	2	
Pode comer qualquer tipo de comida	mistura	3	
Fezes (número de vezes por dia)	não	1	
	1 vez	2	
	mais de 2-3 vezes	3	
Vómitos	Não	1	
	uma vez por dia	2	
	1-2 vezes por mês	3	
Dor abdominal espontânea	não	1	
	ocasionalmente	2	
	frequentemente	3	
Aumento de peso e altura	adequado à idade	1	
	por vezes sim, por vezes não.	2	
	baixo peso	3	
Ferida cirúrgica	Com a cura primária	1	
	Com cura secundária	2	
	Formação de fístulas	3	

Se a criança obtivesse uma pontuação de 7-10, a condição era avaliada como satisfatória, de 11-17 - gravidade moderada, acima de 17 - condição grave, neste caso a criança deveria ser hospitalizada. Dos 29 pacientes, 22 (76%) obtiveram uma pontuação de 7-10, 5 (17,2%) de 11-17 e 2 (6,8%) acima de 17.

Eis um exemplo. *O paciente M.N. (f.m.) nascido em 27.12.2018, I/B n.º 1235, foi admitido no Centro Republicano de Formação e Metodologia de Cirurgia Neonatal do ROC a partir do departamento neonatal em 27.12.2018. Trato gastrointestinal, queixas de vómitos com bílis, ausência de fezes e inchaço abdominal.*

*De acordo com a **história** clínica, o recém-nascido começou a vomitar bílis desde o nascimento. Após o nascimento, a criança foi examinada por um cirurgião neonatal no CRR e diagnosticada com "malformação do trato gastrointestinal. TRACTO GI. HIC". Foi encaminhado para tratamento cirúrgico no RRCNH no RRC da OARIT.*

***Anamnesisvitae:** segundo as palavras da mãe, o filho da III gravidez III criança; do sexo masculino. A gravidez foi acompanhada de toxicose, infecções respiratórias agudas e anemia. Parto às 34 semanas, fisiológico; peso à nascença - 2700 g, recebeu vacinas profilácticas; a mãe e o pai são parentes.*

Ao exame, o estado geral do doente na doença principal é muito grave. A pele e as membranas mucosas visíveis estão limpas, de cor rosa pálido. A fibra adiposa subcutânea está moderadamente desenvolvida. A temperatura corporal é de 36,9 C. Os reflexos fisiológicos são evocados. Não existem deformações do sistema músculo-esquelético. A respiração é independente, pelo nariz. Não se encontram deformações no tórax. A respiração difícil é auscultada nos pulmões. O ápice do tónus cardíaco está situado 1,0 lateral à linha média clavicular sinistra. Os tons cardíacos são rítmicos. Não alimentado. O abdómen está distendido, simetricamente envolvido no ato de respirar; indolor, mole à palpação. O fígado e o baço não estão aumentados. A auscultação do peristaltismo intestinal é fraca. As fezes não passam. A micção é independente.

***Statuslocalis:** foi introduzida **uma** sonda orogástrica, que passou para o estômago sem obstrução. A sonda expeliu 110,0 ml de líquido patológico com bílis (Fig. 3.13). O inchaço abdominal diminuiu ligeiramente, indolor, mole à palpação; a auscultação do peristaltismo intestinal é fraca; as fezes não passaram, a estimulação revela um "tampão mucoso" (Fig. 4.13).*

*Foram efectuados exames laboratoriais. Na análise geral do sangue, a hemoglobina atingiu 190 g/l, os eritrócitos 7,4 g/l*10. Bioquímica do sangue sem fenómenos patológicos. O coagulograma sanguíneo é normal.*

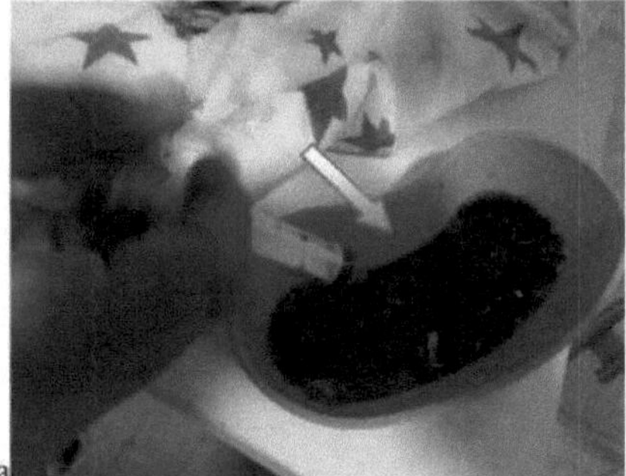
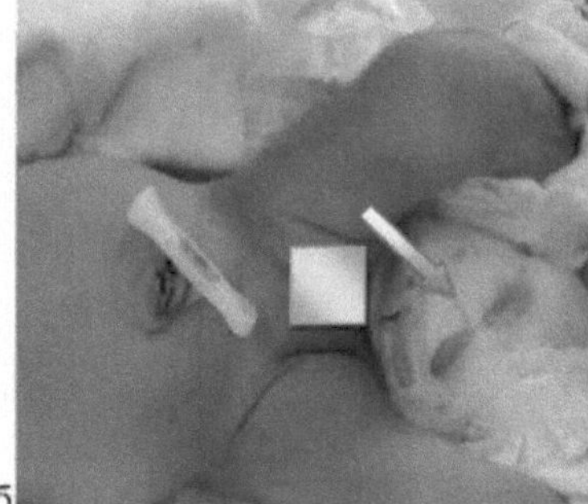

Fig.4.13. Sinais clínicos de VTCN num recém-nascido. Paciente M.N. (f.m)

I/B.1235. a) saída de conteúdo com bílis através da sonda orogástrica; b) saída de "tampão mucoso" durante a estimulação do ânus

Investigações instrumentais. NSG: dilatação das vias líquidas externas num contexto de hipoxia. EcoCG: janela oval aberta de 3,5 mm, corda adicional no VE; as câmaras cardíacas não estavam dilatadas, sem sinais de inflamação. Ecografia dos órgãos internos: alça intestinal dilatada até 6,0 cm, outros órgãos abdominais sem ecopatologia.

Radiografia de revisão da cavidade abdominal: pneumatização incompleta da cavidade abdominal (Fig. 4.14.a.). Irrigografia com contraste: na projeção direta, com enchimento total do intestino grosso, é determinado o sintoma de "intestino delgado" (Fig. 4.14.6.).

Um anestesista e um especialista em cuidados intensivos examinaram o doente e recomendaram um tratamento cirúrgico de emergência. Após exames laboratoriais, clínicos e paraclínicos, não foram identificadas quaisquer contra-indicações para a cirurgia assistida por vídeo no doente.

*Foi estabelecido **um diagnóstico clínico**. Primária: malformação congénita do trato gastrointestinal. ICH. na parte inicial do intestino delgado. Associado: broncopneumonia por aspiração. Antecedentes: prematuro de 34 semanas. O paciente foi preparado para uma operação vídeo-assistida no intestino delgado como uma emergência.*

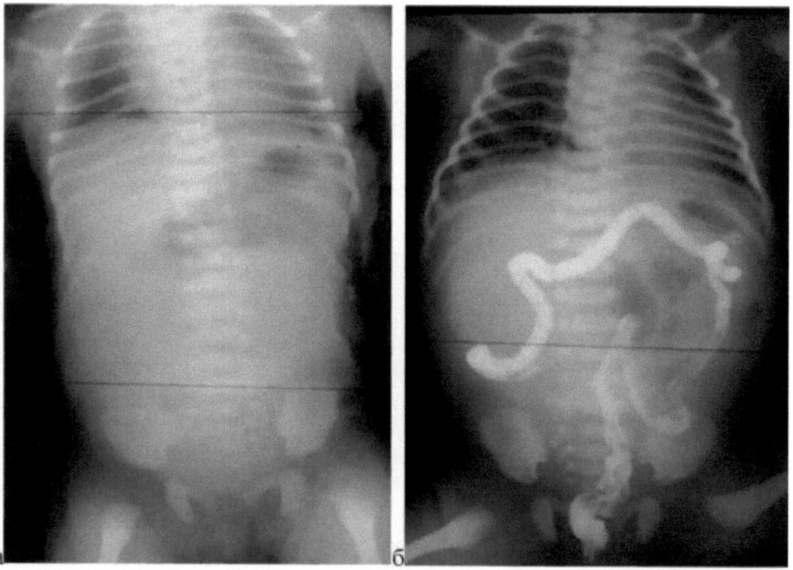

Fig.4.14. Exame radiográfico da cavidade abdominal em projeção direta. Doente M.N. (f.m) I/B.1235.a) Radiografia de revisão da cavidade abdominal; diminuição da pneumatização, nível horizontal, "abdómen mudo" na cavidade abdominal inferior. b) Irrigograma (Triombrast 76%-10.0 + Cloro de sódio 0,9% - 10.0 ml)-

o sintoma de "intestino delgado" é positivo.

Curso da operação. Sob anestesia de intubação na posição supina, após tratamento do campo operatório na região infra-umbilical, foi colocado o primeiro trocarte com um diâmetro de 2 mm, foi efectuada a insuflação de CO2 e foi criado o pneumoperitoneu. Foi ainda colocado um trocarte (3,0 mm) à direita do umbigo com uma haste HOPKINSII5 mm sob controlo da ótica. A revisão da cavidade abdominal revelou aderências. As aderências foram desligadas com um coagulador bipolar. Foi encontrada uma parte atresiada do intestino delgado a 15 cm da parte proximal do ligamento de Tracey, com a extremidade distal em forma de "cordão". A correspondência entre a extremidade de condução e a extremidade de extração é de 5:1. Identifica-se um defeito mesentérico.

Foi feita uma incisão minilaratomica de 2,5 cm no local do trocarte no lado direito e a parte atresiada do jejuno foi removida. Foi verificada a permeabilidade da extremidade desviada do intestino. Na revisão, foram identificadas 4 partes atresiadas na área da atresia do jejuno a cada 5-7 cm. Ressecámos desde a parte atresiada inicial do jejuno até à quarta área atresiada, tendo sido ressecados aproximadamente 25 cm de jejuno. Foi passada uma sonda nasogástrica (nº 6) para intubação intestinal. De seguida, a extremidade de condução do jejuno foi estreitada para corresponder ao diâmetro do intestino com a extremidade de desvio do intestino. Foi aplicada uma anastomose inter-intestinal e suturada com pontos de sutura de fila única (PDS #5.0). O aperto foi verificado. O defeito mesentérico foi suturado com Vicryl #5.0. Em seguida, as alças intestinais foram cuidadosamente imersas na cavidade abdominal. A cavidade abdominal foi drenada através da abertura do laparótomo. Hemostase no decurso da operação. Suturas em camadas na ferida. Iodo. Álcool. Penso assético. A macropreparação foi enviada para exame histológico.

Exame histológico da preparação macro: Parte desviada ressecada do jejuno com 25,0 cm de comprimento, 4,0 - parte atresiada, parte de condução do jejuno (3 cm), parte dilatada em forma de funil (Fig. 4.15).

O pós-operatório decorreu sem problemas. Recebeu terapêutica antibacteriana (cefepima, vancomicina), fármacos hemostáticos (vitamina K), nutrição parentérica completa até 3 dias. A estimulação intestinal (metoclopramida 0,1 ml/kg) e a alimentação entérica por sonda intestinal foram iniciadas no 3º dia. No 5º dia, foi adicionada à estimulação intestinal uma microclysemia com solução hipertónica.

No sexto dia, houve fezes independentes, após o que foi adicionada a alimentação através de uma sonda orogástrica. A sonda interstinal (intubador) era libertada de dois em dois dias em 1,0-1,5 cm. De acordo com o estado do doente, em caso de defecação satisfatória, a sonda interstinal era retirada. Antes da remoção da sonda interstinal, o doente foi submetido a uma passagem GI, o agente de contraste (triombrast 76%) passou sem obstrução através da zona de anastomose 120 minutos após a passagem.

Foi preservada uma correspondência parcial de 2:1 entre as extremidades de tração e

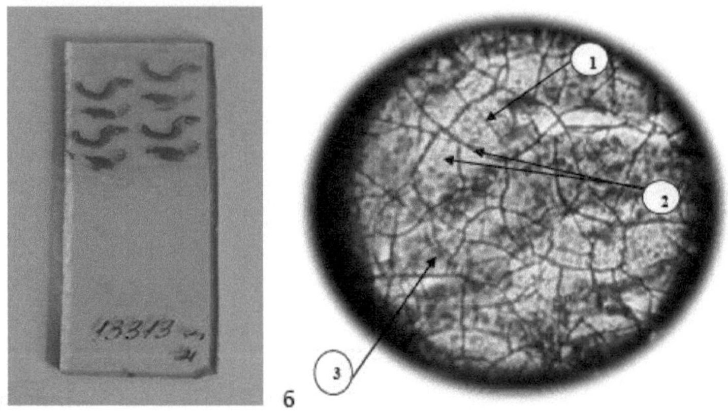

**Fig.4.15. Paciente M.N., (f.m.) I/B No. 1235: a) macroprepath; b) foto de
microscopia do jejuno do paciente. Redução do diâmetro do lúmen e fibrose
submucosa (1 seta). Os músculos do jejuno mostram hipertrofia dos músculos
anulares (2 seta) sem plexo ganglionar.
Atrofia das criptas do jejuno, vilosidades do jejuno (3 seta).**

*A radiografia mostra que o agente de contraste é gradualmente evacuado para o
cólon sem demora (Fig.4.16).*

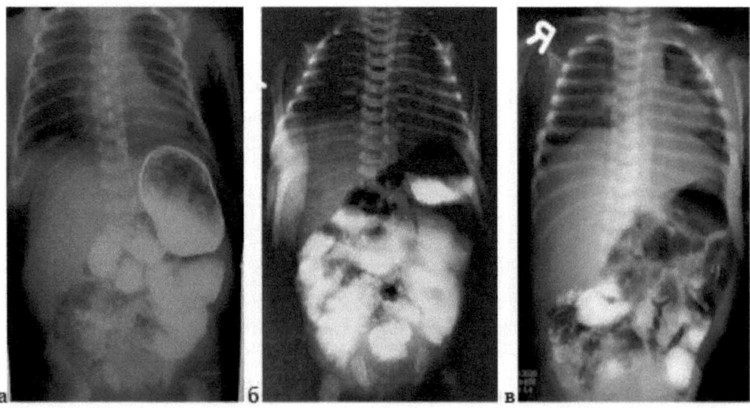

**Fig. 4.16. Paciente M.N. (f.m.) I/B No. 1235. Após cirurgia videoassistida do
intestino delgado. A criança foi examinada com passagem do trato
gastrointestinal 1 mês após a alta: a) aos 60 minutos; b) 120 minutos; c) 180
minutos.**

A utilização da laparoscopia assistida por vídeo permite obter excelentes resultados
cosméticos com procedimentos cirúrgicos mínimos
lesões (Figura 4.17).

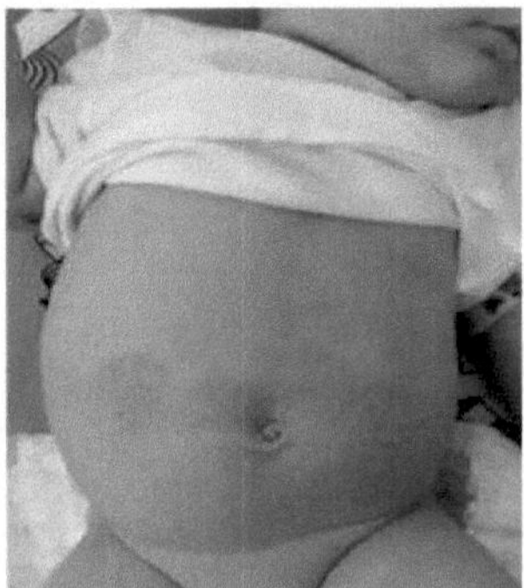

**Fig.4.17. Doente M.N. (f.m.) I/B #1235 com VTCN 1 mês após cirurgia
videoassistida do intestino delgado: parede abdominal anterior.**

O seguimento a longo prazo dos nossos doentes demonstrou a fiabilidade do acesso
laparoscópico, confirmada pela evolução favorável do pós-operatório e pela ausência
de recidiva da doença, independentemente do tipo de anomalia congénita.

**Indicações e contra-indicações para a laparascopia vídeo-assistida em recém-
nascidos.**

Indicações para a laparascopia assistida por vídeo.

Atualmente, a laparoscopia de diagnóstico encontra-se numa fase de desenvolvimento
ativo. Este método de diagnóstico permite escolher as tácticas de tratamento corretas,
realizar uma intervenção cirúrgica radical sem laparotomia.

Contra-indicações para a laparascopia assistida por vídeo.

A laparoscopia de diagnóstico é um procedimento cirúrgico minimamente invasivo.
Por conseguinte, as contra-indicações para este procedimento devem ser levadas a
sério. Existem contra-indicações absolutas e relativas. A laparoscopia assistida por
vídeo é estritamente proibida em caso de choque hemorrágico causado por uma perda
de sangue grave.

As contra-indicações para a cirurgia vídeo-assistida são a peritonite intra-uterina
generalizada intra-uterina e pós-natal, a prematuridade (grau III-IV), a baixa idade
gestacional e o inchaço intestinal excessivo. No nosso estudo, encontrámos 8 (7%)
bebés extremamente prematuros (6 com prematuridade de grau III e 2 com
prematuridade de grau IV). Recusámo-nos a operá-los por cirurgia vídeo-assistida
porque a maioria das complicações está relacionada com a disfunção de sistemas e
órgãos imaturos. Por exemplo, o subdesenvolvimento do centro respiratório no tronco
cerebral leva a ataques de apneia, desenvolvimento rápido de enterocolite necrosante
com inchaço doloroso do abdómen.

Tratamento estático dos resultados do estudo

Benefícios da cirurgia assistida por vídeo:
- bom efeito cosmético
- escassez relativa
- pouca traumatização
- a ampliação que a câmara de vídeo proporciona.

Desvantagens da cirurgia assistida por vídeo:
- complexidade tecnológica
- a necessidade de competências do cirurgião
- o pequeno volume abdominal dos recém-nascidos e, por conseguinte, a utilização de instrumentos adaptados
- criação de um pneumoperitoneu prolongado, que afecta negativamente a excursão pulmonar;
- custo elevado

Vantagens da minilaparotomia:
- excelentes resultados cosméticos;
- simplicidade de execução tecnológica;
- não há necessidade de pneumoperitoneu prolongado.

Quando as intervenções cirúrgicas foram efectuadas utilizando a técnica VAM, os recém-nascidos foram colocados na unidade de cuidados intensivos durante 10-15 dias, a alimentação enteral foi iniciada a partir do 5º dia e as crianças receberam infusão adequada e terapia antibacteriana. Após a normalização e o reforço do estado, as crianças eram transferidas para o departamento de cirurgia, de onde recebiam alta para casa em condições satisfatórias no 25º-28º dia.

Resumo do capítulo

A análise da correção cirúrgica da AIE em recém-nascidos permite-nos concluir que a introdução de um novo método de correção cirúrgica contribui para a redução das complicações pós-operatórias precoces e da mortalidade.

O diagnóstico atempado, a preparação pré-operatória adequada e o tratamento pós-operatório de recém-nascidos com atrésia jejunoileal, tendo em conta todos os factores que podem agravar o curso da doença e o período pós-operatório, podem não só melhorar o curso do período pós-operatório, mas também reduzir a mortalidade.

Assim, a escolha do método de canalização cirúrgica da raiz depende principalmente da experiência do cirurgião pediátrico, das caraterísticas clínicas e das patologias concomitantes. O prognóstico depende em maior medida do tipo de atresia, de acordo com o quadro histopatológico do intestino afetado.

O estudo confirma que, em termos de prevenção de complicações pós-operatórias precoces, como a falha da anastomose e a peritonite, o método cirúrgico recomendado é mais eficaz do que as técnicas cirúrgicas tradicionais.

A utilização de técnicas de tratamento modernas e o desenvolvimento de algoritmos para o diagnóstico e tratamento da atrésia do intestino delgado permitiram reduzir a taxa de mortalidade dos recém-nascidos com AIE de 42% para 26%.

No caso de grandes proporções entre as secções de condução e de desvio do intestino delgado, devem ser procuradas anastomoses primárias, incluindo o estreitamento do segmento de condução. De acordo com a técnica de anastomose inter-intestinal em recém-nascidos, o método de escolha é a sutura contínua de dupla fileira com *material de sutura absorvível sintético VICRYL (VICRYL) 5/0-6/0*, que tem provado a sua vantagem na prática, tanto em termos de simplicidade como de fiabilidade.

CONCLUSÃO

A análise dos dados da literatura sobre os aspectos modernos da embriogénese, epidemiologia e diagnóstico da AIE mostra que a definição de critérios para o diagnóstico pré-natal da SCCI fetal é extremamente importante. O diagnóstico precoce pré e pós-natal e a avaliação adequada da gravidade do estado das crianças com VTCN têm uma importância não só teórica mas também prática e exigem o desenvolvimento de novas posições metodológicas. A elevada incidência de complicações pós-operatórias torna urgente o aperfeiçoamento dos métodos de correção cirúrgica desta malformação.

Uma abordagem integrada do diagnóstico pré e pós-natal e do tratamento da atrésia ileal neonatal ajudará a avaliar corretamente o quadro clínico da doença e a prever o curso do período intra e pós-operatório, as possíveis complicações e a melhorar os resultados da correção desta malformação.

O presente estudo científico é o resultado de muitos anos de trabalho do Centro Republicano de Formação e Metodologia para a Cirurgia Neonatal no âmbito da ROC, a base clínica do Departamento de Cirurgia Pediátrica Hospitalar do Instituto Médico Infantil de Tashkent no domínio da cirurgia neonatal da AIE. Muitas das intervenções cirúrgicas efectuadas no âmbito do estudo foram realizadas pela primeira vez na República do Uzbequistão. A experiência acumulada permitiu criar a maior base de dados de pacientes que foram submetidos a correção cirúrgica da AIE durante o período neonatal.

O objetivo do estudo é melhorar os resultados do tratamento cirúrgico da atresia congénita do intestino delgado em recém-nascidos, selecionando os métodos de diagnóstico e cirúrgicos mais adequados.

De acordo com o objetivo, foram definidas as seguintes tarefas:

Determinar os sinais ecográficos mais caraterísticos e os factores de risco para o desenvolvimento de obstrução congénita do intestino delgado no feto, tendo em conta os resultados do diagnóstico pré-natal;

Desenvolver tácticas obstétricas com indicações e contra-indicações claras para a preservação ou interrupção da gravidez em diferentes tipos de obstrução congénita do intestino delgado no feto, tendo em conta as malformações associadas;

Analisar os erros de diagnóstico ao nível das maternidades e desenvolver um algoritmo de diagnóstico para a obstrução congénita do intestino delgado em recém-nascidos;

estudar o quadro clínico e determinar a proporção desta anomalia na estrutura de outras malformações;

Desenvolver indicações e contra-indicações para operações vídeo-assistidas na obstrução congénita do intestino delgado em recém-nascidos, tendo em conta malformações concomitantes e antecedentes somáticos;

Determinar o método mais eficaz de correção cirúrgica através da análise comparativa dos resultados imediatos e a longo prazo das operações convencionais e assistidas por vídeo para a obstrução congénita do intestino delgado em recém-nascidos.

O estudo analisou os resultados do diagnóstico e da correção cirúrgica de 113 recém-nascidos com EIA em RPCs em 2014 - 2021.

A análise foi realizada em todos (n=113) os recém-nascidos admitidos com o diagnóstico de VTCN no período de 2014 a 2021, avaliando o curso da gravidez e o estado somático das mães, bem como os resultados dos exames. Foram também analisados os dados obtidos da anamnese do recém-nascido, tendo em conta os indicadores clínicos e anamnésicos, as condições de transporte e os resultados dos exames de diagnóstico realizados quer na maternidade quer num hospital especializado.

A análise mostrou que os recém-nascidos foram hospitalizados nas primeiras 24 horas de vida em 73,5%, 1-3 dias em 19,5% e mais tarde em 7% dos casos, respetivamente, indicando um baixo nível de diagnóstico precoce de VTCN nas maternidades.

Os factores de risco frequentes mais significativos foram o ARVI no início da gravidez em 92%, a medicação em 76%, a ameaça de aborto em 68%, a anemia em 54%, os factores ambientais em 39% e a infeção por TOXN em 18,5%, respetivamente.

O diagnóstico adequado, tanto no período pré como pós-natal, a avaliação do estado da doente, os cuidados intensivos adequados na maternidade e o cumprimento de todas as regras de transporte desempenham um papel importante no desfecho favorável das doentes com VTCN.

Os resultados do estudo mostraram que em 43 (38%) casos as regras do transporte inter-hospitalar foram violadas: os recém-nascidos não receberam as medidas terapêuticas necessárias, o que levou à desestabilização do estado dos recém-nascidos.

A análise mostrou que apenas a preparação adequada nas maternidades com todas as medidas de diagnóstico necessárias e o transporte foram observados em 53 (47%) casos. Em 18(16%) casos, os recém-nascidos não receberam todas as medidas necessárias durante o transporte, levando à desestabilização do quadro. Todos os casos acima referidos resultaram em doentes admitidos em hipotermia (<36,0°C) em 21(18,6%); hipertermia (>37,5°C) em 8(7%) casos, respetivamente. Os recém-nascidos foram admitidos em estado grave em 11,5% dos casos e em estado extremamente grave em 2,6%.

Tendo em conta o acima exposto, propusemos um algoritmo para o tratamento de recém-nascidos com VTCN tanto no período pré-natal como no pós-natal. Por conveniência, dividimos os doentes em dois grupos.

O grupo de controlo incluiu 37 crianças com EIA que foram tratadas em 2017-2021 e submetidas a cirurgia vídeo-assistida com incisão minilaparatomica. Analisámos os resultados do diagnóstico e tratamento dos recém-nascidos do grupo principal, o que nos permitiu alterar as abordagens de diagnóstico e tratamento dos doentes com AIE.

No grupo de controlo, a anastomose primária do intestino delgado foi realizada em 47 (60%) recém-nascidos e a enterostomia foi removida em 34 (43,5%). A anastomose foi efectuada da forma tradicional, ou seja, com suturas simples e duplas. No grupo principal, a anastomose primária do intestino delgado foi realizada em 27 (77%) crianças, e a enterostomia foi removida em 8 (23%) recém-nascidos.

A mortalidade no período pós-operatório entre os doentes do grupo de controlo foi de 27%. As causas sépticas e hemorrágicas no contexto das complicações pós-operatórias (falha da anastomose, peritonite) podem ser distinguidas entre as razões para este facto. As complicações pós-operatórias precoces desenvolveram-se em 18 (23,6%) dos 76 doentes. A maior percentagem destas complicações foi a disfunção intestinal pós-operatória - 24 (31,5%), cicatrização secundária da ferida - 24 (31,5%),
Falha da anastomose do intestino delgado - 19(25%).
No grupo principal, registaram-se complicações pós-operatórias em 5 (14,2%) casos. A letalidade deveu-se a causas sépticas e hemorrágicas. A complicação mais frequente foi a disfunção intestinal pós-operatória - 8 (21,6%), cicatrização secundária da ferida - 1 (2,7%), falência da anastomose do intestino delgado - 6 (16,2%).
Assim, a análise da mortalidade no pós-operatório em ambos os grupos mostrou que no grupo principal a mortalidade foi de 5(13,5%) casos, contra 21(27%) no grupo controlo.

conclusões
• Os principais sinais ecográficos da atresia do intestino delgado fetal no período pré-natal são: poliúria (100%), dilatação das alças do intestino delgado em mais de 15 mm no segundo trimestre da gravidez (100%), que se manifesta pela presença de múltiplas "bolhas" na cavidade abdominal do feto. Destas, a multi-hidroide é o sinal pré-natal mais significativo e facilmente identificável, exigindo um exame pós-natal obrigatório do recém-nascido para detetar anomalias intestinais. A fiabilidade do diagnóstico ecográfico pré-natal da atresia do intestino delgado fetal é de 59%.
• No diagnóstico pré-natal de malformações intestinais fetais, a tática obstétrica deve ser decidida em conjunto com os cirurgiões neonatais e outros especialistas relevantes (cirurgião cardíaco, neurocirurgião, etc.). A tática obstétrica na SII fetal depende da presença de complicações sob a forma de peritonite intra-uterina, bem como de malformações combinadas e múltiplas.
• O diagnóstico pré-natal de malformações intestinais fetais exige uma procura ativa de anomalias combinadas e outras. A deteção de anomalias múltiplas grosseiras e não corrigíveis num feto com SCCN constitui uma indicação para a interrupção da gravidez. A atresia do intestino delgado é frequentemente combinada com malformações do CMB (30,4%) e do sistema cardiovascular (27%).
• Factores de risco para atresia do intestino delgado fetal em 92% dos casos
estava associada a patologia respiratória aguda, 68% a ameaça de interrupção precoce da gravidez, 18,5% a infeção por TORCH, 54% a anemia, 76% a efeitos teratogénicos de medicamentos e 39% das grávidas a factores ambientais adversos. A grande maioria das grávidas (38%) tem 3 ou mais dos factores de risco acima referidos.
• Os erros de diagnóstico e de tática mais comuns são os seguintes
nas maternidades e nas etapas de encaminhamento dos recém-nascidos com atresia intestinal. Em 55,8% dos casos, estes doentes são admitidos num serviço cirúrgico especializado em estado grave devido a um diagnóstico tardio. Apenas 34,5% das crianças são diagnosticadas no primeiro dia de vida, enquanto 26,5% dos doentes são diagnosticados no segundo dia ou mais tarde. A pneumonia por aspiração foi verificada em 100% dos casos.
• As principais manifestações clínicas precoces de ITU em recém-nascidos são vómitos com conteúdo intestinal (100%), descarga de tampões mucosos incolores (100%) e inchaço abdominal (76%). A percentagem desta anomalia na estrutura de outras malformações é de 4% e de 41,6% entre as NSCLC.
• A cirurgia vídeo-assistida é o método de eleição para a correção cirúrgica da VTCN em recém-nascidos, o que reduz significativamente as complicações pós-operatórias. As contra-indicações para a cirurgia vídeo-assistida são o mecónio intrauterino e a peritonite por derrame pós-natal, a baixa idade gestacional (28 semanas ou menos) e a prematuridade profunda, bem como o inchaço abdominal excessivo.
• As vantagens da cirurgia vídeo-assistida para a VTCN neonatal são o contacto

mínimo dos órgãos internos com o ambiente externo, a extubação precoce (no 2.º dia), a redução em duas vezes do tempo de hospitalização, a redução da síndrome da dor e o mínimo de complicações pós-operatórias sob a forma de supuração, hérnia e aderências. As operações assistidas por vídeo permitiram reduzir a mortalidade de 27% no grupo de comparação para 13,5% no grupo principal, ou seja, 2 vezes.

RECOMENDAÇÕES PRÁTICAS

1. O diagnóstico pré-natal por ultra-sons em dinâmica, tendo em conta os factores de risco identificados para a formação de AIE fetal, permite realizar uma pesquisa orientada para esta malformação numa idade gestacional mais precoce e, assim, melhorar o diagnóstico pré-natal da AIE;

2. A aplicação dos algoritmos de diagnóstico pré e pós-natal e das tácticas de gestão de recém-nascidos com AIE desenvolvidos na clínica permite detetar este defeito nas primeiras horas de vida da criança, ajuda a reduzir as complicações associadas à deteção tardia, bem como a escolher as tácticas terapêuticas ideais e a melhorar os resultados do tratamento cirúrgico.

3. A utilização da cirurgia assistida por vídeo permite reduzir significativamente as complicações pós-operatórias, obter um bom resultado com um traumatismo cirúrgico mínimo e uma evolução favorável do pós-operatório dos doentes com atrésia jejunoileal.

LISTA DE REFERÊNCIAS

1. Akselrov M.A. Fístulas intestinais artificiais em cirurgia abdominal em crianças: autoref. diss. Dr. de ciências médicas: 14.01.19 /Akselrov Mikhail Aleksandrovich. - M., 2012. - 44 c.

2. Akselrov M.A. Obstrução intestinal baixa. Abordagem ao tratamento / M.A. Axelrov, V.V. Ivanov, S.N. Suprunets // Boletim da Universidade Médica do Estado da Rússia. - 2010.- №3. - C. 8.

3. Amidkhonova S.A. Critérios para a escolha do método de criação de anastomose em recém-nascidos com obstrução do intestino delgado: autorref. Cand. Ciências: spets. 14.01.19/ Amidkhonova Suraye Azimkhonovna. - Ufa, 2015. - 214 c.

4. Aprosimov M.N. Laparotomia na cirurgia da obstrução intestinal congénita / M.N.Aprosimov // Boletim da Universidade Estatal de Medicina da Rússia. - 2010. - № 3. - C. 5859.

5. Baibarina, E.H.. Melhoria dos cuidados cirúrgicos precoces para crianças com malformações congénitas / E.H. Baibarina, D.N. Degtyarev, Yu. Baibarina, D.N. Degtyarev, Y.I. Kucherov // Russian Herald of Perinatology and Paediatrics. - 2011. - №2. - C. 12-19.

6. Baigulov, M.S. Justificação e desenvolvimento de métodos para avaliar a organização dos cuidados cirúrgicos para crianças com malformações congénitas do trato gastrointestinal: autoref. diss. ... Dr. de ciências médicas / Baigulov Mamadiyar Shayzadaevich. - Astana, 2011. - 20 c.

7. Baigulov M.Sh. Justificação e desenvolvimento de métodos para avaliar a organização dos cuidados cirúrgicos para crianças com malformações congénitas do trato gastrointestinal// Trabalho de dissertação. Centro Científico Nacional de Maternidade e Infância de Astana. 2011. - 3 pp. [Recurso eletrónico] URL: httpshttps://pandia.ru/text/79/501/47976-3.phppandia.ru/text/79/501/47976-3.php (data de referência: 15.05.2021).

8. Critérios para a escolha do método de anastomose em recém-nascidos com obstrução do intestino delgado / V.G. Bairov, S.A. Amidkhanova, N.A. Shchegoleva e [et al.]// Cirurgia Pediátrica. - 2015. - T. 19. - № 1. - C. 1520.

9. Batchenko N.Y. Surgical treatment of newborns with small intestine atresia / N.Y. Batchenko, O.G. Mokrushina, A.A. Gogichaeva // Russian journal of paediatric surgery, anaesthesiology and resuscitation.
- 2020. - T. 10. - № 4. - C. 473-486. https://doi.org/10.17816/ psaic639.

10. Botviniev, O.K.. Caraterísticas comparativas das caraterísticas fenogenotípicas em recém-nascidos com atresia do duodeno e outras partes do intestino delgado / O.K. Botviniev, A.V. Eremeeva // Russian Journal of Gastroenterology, Hepatology, Coloproctology. Botviniev, A.V. Eremeeva // Jornal Russo de Gastroenterologia, Hepatologia, Coloproctologia. - 2012. - T. 22, № 3. - C. 20-25.

11. Obstrução intestinal congénita. Escolha de tácticas cirúrgicas e técnica de sutura intestinal / V.A. Savvina, A.R. Varfolomeev, M.E. Okhlopkov, V.N. Nikolaev // Far Eastern Medical Journal. -2012.-№4.-C. 3740.

12. Obstrução congénita do intestino delgado [Recurso eletrónico] // SurgeryZone. Site médico   - Modo de acesso:
http   ://surgeryzone. net/detskaya-xirurgiya/vrozhdennaya-neproxodimost-tonkoj   -kishki.html. - Descarregado do ecrã.
13. Anastomose intestinal em forma de T em cirurgia neonatal / V.N. Grona, G.A. Sopov, C.B. Vesely [et al. Vesely [et al] // Boletim da Universidade Estatal de Medicina da Rússia. - 2010. -№ 3. - C. 15.
14. Sobre a questão da prevenção da recorrência da obstrução intestinal adesiva em crianças / A.E. Erekeshov, Y.M. Olkhovik, E.A. Musin [et al.] // Vestnik of Emergency and Restorative Medicine. - 2008. - T. 9. - № 3. -C. 432433.
15. Caraterísticas da correção cirúrgica da obstrução congénita do intestino delgado: um estudo clínico e experimental / A. S. Zheleznov, N. S. Ermolaeva, L. A. Separate, [et al.]// Problemas modernos da ciência e da educação ;
URL: https://science-education.ru/ru/article/view?id=29565.
16. Recuperação de um recém-nascido com necroses segmentares múltiplas do intestino / I.P. Zhurilo, V.P. Perunsky, A.B. Shcherbinin, A.A. Muzalev // Anatomia clínica e cirurgia operatória. Shcherbinin, A.A. Muzalev // Anatomia clínica e cirurgia operatória. - 2007. - T. 6. - № 3. - C. 29-33.
17. Método de descompressão laparoscópica do intestino delgado na obstrução intestinal e peritonite em crianças / A.N. Izosimov, A.A. Gumerov, V.V. Plechev [et al. Plechev [et al] // Boletim Médico de Bashkortostan. -2012.-T. 7. - №2.- C. 97-99.
18. Cirurgia neonatal [Texto] / [Averyanova Y. V. et al.] ; ed. por Y. F. Isakov, N. N. Volodin, A. V. Geraskin. - Moscovo: Dynasty, 2011. - 687 c. : ill.; 24 cm.
19. Malformações congénitas do trato gastrointestinal como problema conjunto de cirurgiões pediátricos e pediatras / I.Yu. Karpova, V.V. Parshikov, A.C. Zheleznov [et al] // Medical Almanac. - 2010. -№4.- C. 208-210.
20. Katko V.A. Obstrução do trato gastrointestinal em crianças / V.A. Katko. - Minsk, 2010. - 153 c.
21. Katsupeev, V.B. Sutura de fileira única em anastomoses abdominais em crianças com mais de um mês de idade / V.B. Katsupeev // Children's Surgery. - 2012. - № 5. - C. 22-25.
22. O papel da entero-colostomia na patologia do trato gastrointestinal em bebês / A.A. Kashitsyna [et al] // Boletim de Cirurgia. I.I.Grekov.- 2010 № 4.-P. 123.
23. Kenzhebaeva K.A.Estrutura da atresia do trato gastrointestinal em recém-nascidos e sua taxa de sobrevivência nesta patologia / K.A. Kenzhebaeva, I.V. Kumeiko, M.A. Borisevich, A.M. Izenov [et al.]// (Cazaquistão) Medicina e Ecologia. - 2019. - №1. - C. 59-65.
24. Atresia do trato digestivo: um guia para médicos / ed. por Y. A. Kozlov, A. Y. Razumovsky, V. A. Novozhilov [et al]. - Moscovo: GEOTAR-Media, 2021. - 416 p.: ill.
25. Estratégias modernas de tratamento cirúrgico da atresia do intestino delgado / Yu.A. Kozlov, V.A. Novozhilov, A.B. Podkamenev [et al. Podkamenev [et al] //

Revista russa de cirurgia pediátrica, anestesiologia e reanimação. - 2010. - № 1. -c. 42-48.

26. Anastomose laparoscópica na atresia do intestino delgado / Yu. A. Kozlov, A.A. Rasputin, K.A. Kovalkov // Cirurgia Pediátrica. - 2019. - T. 23. - № 6. - C. 335-338. - URL:https://doi.org/10.https://doi.org/10.18821/1560-9510-2019-23-6-335- 338

27. Tratamento laparoscópico da atresia do intestino delgado / Yu.A. Kozlov, A.A. Rasputin, K.A. Kovalkov [et al] // Endoscopic Surgery. -2020. -T. 26. - №3.- C. 47-51.

28. Kulakov V.I. Correção cirúrgica de emergência de malformações congénitas em recém-nascidos / V.I. Kulakov // Obstetrícia e Ginecologia. - 2009. - № 3. - C. 47-50.

29. Kucherov Yu.I., Dorofeeva E.I. Experiência de tratamento de pacientes com obstrução intestinal congénita no centro perinatal / Yu.I. Kucherov, E.I. Dorofeeva // Children's Surgery. - 2009. - № 5. - C. 11-16.

30. Losev, A.A. Experiência de tratamento de recém-nascidos com fístulas intestinais artificiais / A.A. Losev[et al] // Neonatologia, Cirurgia, Medicina Perinatal. - 2013. - T. 7. - № 5. - C. 47-50.

31. Resultados do tratamento cirúrgico de crianças com obstrução intestinal congénita / N.M.Lysyakov,S.A.MarkosyashchN.A.Okunev [et al.] // Practical Medicine. - 2008. - № 6. - C. 72.

32. Makarova MA, Lyaturinskaya OV Tratamento de recém-nascidos com atresia do intestino delgado / MA Makarova MA, OV Lyaturinskaya // Cirurgia da Infância. - 2013. - № 2. - C. 6-10.

33. Mamleyev, I.A.; Alibaev, A.K. New approaches to the diagnosis and treatment of early adhesion obstruction in children / I.A. Mamleyev, A.K. Alibaev // Reproductive health of children and adolescents. - 2007. - № 4. - C. 86-91.

34. Markosyan S.A., Okunev N.A. Resultados do tratamento cirúrgico de crianças com obstrução intestinal congénita / S.A. Markosyan, N.A. Okunev // Boletim da Universidade Estatal de Medicina da Rússia. - 2010. - № 3. - C. 30

35. Mashinets N.V. Demidov V.N., Kucherov Yu.I. Oportunidades da ecografia no diagnóstico pré-natal da atresia do intestino delgado e grosso / N.V. Mashinets, V.N. Demidov, Yu.I. Kucherov // Prenatal Diagnostics. - 2010. -T. 9. - № 1. - C. 20-24

36. Medvedev, M. V. Ecografia pré-natal: diagnóstico diferencial e prognóstico / M. V. Medvedev. - 3ª ed., suplemento, revisão. - Moscovo: Tempo Real, 2012. - 448 p.: il., tab., il. colorido; 29 cm.; ISBN 978-5-903025-46-6 (em russo).

37. Atresia congénita do trato gastrointestinal em recém-nascidos / M.A. Borisevich, I.D. Kumeiko, A.M. Izenov // Revista Internacional de Investigação Aplicada e Fundamental. - 2019. - № 6. - C. 78-84. - URL: httpshttps://applied-research.ru/ru/article/view7idM2771applied-research.ru/ru/article/view7idM2771 (data de referência: 26.04.2023).

38. Mironov, P.I. Relação da resposta inflamatória sistémica com a natureza do suporte nutricional durante a cirurgia em crianças com obstrução por adesão precoce / P.I. Mironov, V.U. Sataev // Russian journal of paediatric surgery, anaesthesiology and resuscitation. - 2014. - T. 4, №2.-C. 58-62.

39. Análise comparativa do tratamento cirúrgico da obstrução duodenal em recém-nascidos / O.G. Mokrushina, A.B. Geraskin, N.V. Golodenko [et al. Geraskin, N.V. Golodenko [et al] // Russian journal of paediatric surgery, anaesthesiology and resuscitation. - 2010. - № 1. - C. 49-53.

40. O papel da laparoscopia   no diagnóstico da doença intestinal adquirida Obstrução em recém-nascidos e bebés / O.G. Mokrushina, N.V. Golodenko, M.V. Levitskaya [et al.] // Boletim Médico do Cáucaso do Norte. - 2009. - T. 13, № 1. - C. 42ь.

41. Caraterísticas comparativas dos métodos de tratamento cirúrgico da peritonite meconial em recém-nascidos / V.I. Morozov, A.A. Podshivalin, M.A. Zykova [et al] // Medicina prática. - 2012. -№7.- C. 101-103.

42. Anastomoses adaptadas do jejuno em recém-nascidos / D.A. Morozov, I.V. Kirillova, Y.P. Gulyaev [et al.] // Cirurgia Infantil. -2009.- №2.-C. 23-28.

43. Cirurgia da obstrução congénita do intestino delgado / D.A. Morozov, Y.V. Filippov, S.Y. Gorodkov [et al.] // Russian Bulletin of paediatric surgery, anaesthesiology and resuscitation. - 2011. - № 2. -P. 21-29.

44. Entero- e colostomia no tratamento de malformações e doenças do trato gastrointestinal em recém-nascidos e bebés / V.A. Novozhilov, Y.A. Kozlov, A.A. Kashitsyna [et al.] // Siberian Medical Journal. - 2010. - № 3. - P. 112-114.

45. Resultados a longo prazo do tratamento de crianças com obstrução congénita do trato digestivo / V.V. Novosad, V.I. Kovalchuk, I.V. Kumova, A.K. Grib // News of Surgery. Novosad, V.I. Kovalchuk, I.V. Kumova, A.K. Grib // Notícias de Cirurgia. - 2009. - T. 17. - №2.-C. 71-76.

46. Cuidados intensivos de recém-nascidos com malformações do trato gastrointestinal e alto risco de complicações sépticas purulentas / A.M. Obedin, A.E. Alexandrov, I.V. Kirgizov [et al] //Children's Surgery.-2013.- № 1.-S. 19-21.

47. Olkhova, E.B.. Síndrome do conteúdo intestinal hiperecogénico em recém-nascidos / E.B. Olkhova // Radiologia-prática. - 2010. - № 5. -C. 417.

48. Parishkov, V.V.. Tácticas cirúrgicas na patologia abdominal aguda em recém-nascidos / V.V. Parishkov, A.C. Zheleznov, N.V. Kozulina [et al. Parishkov, A.C. Zheleznov, N.V. Kozulina [et al.] // Boletim Russo de Cirurgia Pediátrica, Anestesiologia e Reanimação. - 2010. - № 1 - C. 54-57.

49. Síndrome do intestino curto em recém-nascidos / D.R. Pogosova, N.M. Rostovtsev, P.G. Baboshko, V.N. Bazaliy // Boletim Pediátrico dos Urais do Sul. - 2018. - № 2. - C. 86-92.

50. Eficácia clínica da lagtarocentese e da drenagem peritoneal no tratamento de perfurações gastrointestinais em recém-nascidos / V.V. Podkamenev. Podkamenev, V.A. Novozhilov, D.V. Timofeev, A.B. Podkamenev // Boletim do Centro Científico da Sibéria Oriental SB RAMS. - 2005. -№ 7.-C. 96-100.

51. Popov, F.B. Tratamento de recém-nascidos e crianças dos primeiros meses de vida com estoma do intestino delgado: disco do autor. .... Cand. de ciências médicas : 14.00.35 / Popov Fedor Borisovich. - São Petersburgo, 2004. - 17 c.

52. PortnowA. Obstrução intestinal congénita. // Doenças do trato gastrointestinal (gastroenterologia). Última revisão: 21.11.2021.

53. Prutkin, M.E. Nutrição parentérica de recém-nascidos. Materiais metodológicos / M.E. Prutkin, A.I. Chubarova, D.S. Kryuchko; ed. por H.H. Volodin. Volodin. - M., 2014. - 52 c.

54. Tratamento da atresia intestinal em crianças / G.N.Rumyantseva, Y.F. Brevdo, Y.G. Portenko [et al] // Boletim da Universidade Estatal de Medicina da Rússia. - 2010. - № 3. - C. 41.

55. A estrutura das causas de resultados letais em recém-nascidos com patologia cirúrgica / V. A. Savvina, A. R. Varfolomeev, V. N. Nikolaev / / Perinatologia e neonatologia nos materiais de dissertações. - Medicina prática,   2013. -T   .06.   -#13   .   - URL: http ://pmarchive.ru/struktura-prichin-letalnyx-isxodov-u-novorozhdennyx-s-xirurgicheskoj-patologiej/ (data do endereço: 25. 11. 2013)

56. Obstrução intestinal congénita. Escolha de tácticas cirúrgicas e técnica de sutura intestinal / V.A. Savvina, A.R. Varfolomeev, M.E. Okhlopkov, V.N. Nikolaev // Far Eastern Medical Journal. -2012.-№4.-C. 3740.

57/Pozdozhnya enteroplastia, como cnoci6do de tratamento primário, em recém-nascidos com atresia proximal do íleo / O.K. Slepov, M.Y. Migur, O.P. Ponomarenko [et al.] //Ch1rurPya dityachohovhku. - 2018.- T. 4. - № 61. - C. 87-92. - URL: https://doi.org/10.15574/PS.2018.61.87

58 . Slepov O.K., Migur M.Y., Soroka V.P. Xipypri chenelzhuvannya low! no nascimento obstrução do intestino delgado em recém-nascidos / O.K. Slepov, M.Y. Migur, V.P. Soroka. P. Soroka // Xipypria dityachogo v.ku. - 2017. - T. 2. - № 55. - C. 70-75.   -   URL: httpshttps://doi.org/10.15574/PS.2017.55.70doi.org/10.15574/PS.2017.55.70

59 Slepov O. K., Migur M. Y., Zhuravel A. O. Fatores de risco e !xvpliv sobre os resultados do tratamento cirúrgico X1 de baixo! no nascimento obstrução do intestino delgado em crianças recém-nascidas / O. K., Migur M. Yu. K. Slepov, M. Y. Migur, A. O. Zhuravel // Perinatologia e pediatria. - 2017. -T. 2. - № 70. - C. 108-112. - URL: httpshttps://doi.org/10.15574/PP.2017.70.108doi.org/10.15574/PP.2017.70.108

60 . Smirnova, A.Yu. Diagnóstico pré-natal de malformações congénitas do feto e correção intra-uterina das suas complicações: autoref. diss. . Cand. med. sciences: 14.00.01 / Smirnova Angelika Yuryevna. - Vladivostok, 2009. - 25 c.

61 Solodchuk, O.N. Factores na formação de obstrução clínica dinâmica em bebés prematuros / O.N. Solodchuk, E.P. Sitnikova, A.N. Morugina // Tecnologias Modernas em Medicina. -2009.-№2.-C. 7678.

62 . Obstrução intestinal dinâmica em bebés prematuros / O.N. Solodchuk, E.P. Sitnikova, S.A. Petrova [et al] // Voprosy pediatric nutrition. - 2009. - T. 7. - № 2. - C. 76-78.

63 Sukhotnik, I.G. Síndrome do intestino curto em crianças / I.G. Sukhotnik // Russian Herald of paediatric surgery, anaesthesiology and resuscitation. -2017. - T. 7.

- № 3. - С. 99-116.

64 Titchenko, L. I. A importância do rastreio pré-natal por ultra-sons na deteção de malformações congénitas / L. I. Titchenko // Russian Herald of Obstetrician and Gynaecologist. - 2006. - T. 6. - № 1. - С. 25-29.

65 . Filippov, Yu. V. Anastomose intestinal primária adaptada na atresia jejunal com síndrome da casca de maçã / Yu. V. Filippov, D. A. Morozov // Cirurgia Infantil. - 2007. - № 5. - С. 50-51.

66 . Fofanov A.D. Alguns aspectos do tratamento cirúrgico da obstrução intestinal congénita em crianças / A.D. Fofanov // Cirurgia da Infância. - 2012. - № 1. - С.49-58.

67 Fofanov, A. D. Estomas intestinais como uma etapa do tratamento cirúrgico da patologia abdominal congénita e adquirida em crianças / A. D. Fofanov, V. A. Fofanov, R. I. Nikiforuk // Cirurgia da Infância. - 2014. - № 1-2. - С. 32-37.

68 . Valor da eunostomia alta aplicada racionalmente em crianças de enfermagem após ressecção do intestino delgado / M. G. Chepurnoy, G. I. Chepurnoy, V. B. Katsupeev [et al.] // Boletim Médico do Cáucaso do Norte.- 2014. - T. 9. - № 1.- С. 13-15.

69 . Shamsiev A.M., Oripov F.S.Caraterísticas epidemiológicas e morfológicas da obstrução congénita do intestino delgado em recém-nascidos / A. M. Shamsiev, F. S. Oripov //Biology va tibbiyot muammolari. - 2018. - №2 (100)- С. 131-133.

70 Resultados do tratamento cirúrgico de crianças com atresia do intestino delgado levando ao desenvolvimento da síndrome do intestino curto / T. N. Shishkina, I. V. Kirgizov, I. A. Shishkin, A. B. Shakhtarin // Cirurgia Infantil. - 2014. - № 1. - С. 19-21.

71 . Shishko, G. A. Nutrição parenteral em recém-nascidos / G. A. Shishko, Y. A. Ustinovich. - M.: 2013. - С. 1-12.

72 Ergashev, N.S. Diagnóstico e tratamento da obstrução intestinal congénita em recém-nascidos / N.S. Ergashev, J.B. Sattarov // Modern Medicine: Current Issues. - 2013. - № 25. - С. 58-65.

73 . Diagnóstico pré-natal de patologia cirúrgica do feto de acordo com os dados do Centro Nacional de Medicina de Yakutsk. Yakutsk / V.A. Savvina, M.E. Okhlopkova, JI.B. Gotovtseva [et al] // Far Eastern Medical Journal. - 2003. - № 4. - С. 72-75.

74 Abdelmohsen S.M, Osman M.A. (2017). Atresia ileal múltipla com atresia colônica total, um relato de caso. Madridge J. Case Rep Stud. 1(1): 1619. https://doi.org/10.18689/mjcrs-1000104

75 Aboalazayem A,Ragab M,Magdy A,Bahaaeldin K,Shalaby A.Outcome of Tapering Enteroplasty in Managing Jejunoileal Atresia.J. Indian Assoc Pediatr. Surg. 2022 Nov-Dez;27(6):666-669. doi: 10.4103/jiaps.jiaps_1_22. Epub 2022 Nov 14.PMid: 36714492

76 Ademuyiwa A.O., Sowande O.A., Ijaduola T.K., O. Adejuyigbe Determinantes da mortalidade na obstrução intestinal neonatal em He Ife, NigériaAfr. J. Pediatr. Surg. 2009. Vol. 6, № 1.P.11-13.

77 Ademuyiwa O.A. Determinantes da mortalidade na obstrução intestinal neonatal

em He Ife, Nigéria. Afr. J. Paediatr. Surg. 2009. Vol. 6. P. 11-13.

78 Aggerwal N, Sugandhi N, Kour H, Chakraborty G, Acharya SK, Jadhav A, Bagga D. (2019). Atresia intestinal total: Revisitando a patogênese das atresias congênitas. J. Indian Assoc Pediatr Surg. 24:   303

306.   https://doi.org/10.4103/jiaps.JIAPS   204   18   ;PMid: 31571767 PMCid:PMC6752068.

79. Aguayo P., Ostlie D. Atresia e estenose duodenal e intestinal.In Holcomb G., Murphy P., Ostlie D.: Aschcrafts Pediatric Surgery, 6ª ed., São Paulo: Editora abril; 2014. Elsevier Saunders; 2014.

80. AhmaduB.U. etal. Obstrução intestinal neonatal secundária a volvo do intestino médio complicada por gangrena intestinal num recém-nascido com atresia ileal. Clin. Med. Res. 2013. Vol. 2. P. 101-104.

81. Almoutaz A. Diferentes técnicas cirúrgicas no tratamento da atresia do intestino delgado em recém-nascidos de alto risco. Ann. Pediatr. Surg. 2009. Vol. 5, № 1.P. 31-35.

82. Ameh E.A., Ayeni M.A., Kache S.A., Mshelbwala P.M. Role of damage control enterostomy in management of children with peritonitis from acute intestinal disease. J. Pediatr. Surg. 2013. Vol. 10, № 4. P. 315-319.

83. Anatol T.I., Hariharan S. Obstrução intestinal congénita num país das Caraíbas. Int Surg. 2009. Vol. 94, № 3. P. 212-216.

84. Aranda A. Anastomose intestinal neonatal usando um grampeador laparoscópico de 5 mm. *J. Laparoendosc Adv Surg Tech A*. 2019;29:579-581.

85. AzizD.A., SehatS.I., OsmanM., Zaki F.M. Obstrução intestinal neonatal secundária a um divertículo de Meckel floppy tratado com sucesso por cirurgia de acesso mínimo. BMJ Case Reports. 2012. http://www.researchgate.net.

86. Babaei H., Ahmadipour S.H., Mohamadimoghadam J. O estudo de recém-nascidos com obstrução congénita do trato gastrointestinal. J. Instituto Krishna Med. Universidade de Ciências. 2014. Vol. 3, № 2. P. 101-106.

87. Balanescu R., Topor L., Stoica I., Moga A., Associated type III B and type IV multiple intestinal atresia in a paediatric patient. Chirurgia. 2013. Vol. 3.P. 407410.

88. Barakat N.A., Maati S.H., Nutritional and surgical management of short bowel syndrome in neonates (Gestão nutricional e cirúrgica da síndrome do intestino curto em recém-nascidos). Res. J. Med. Med. Sci. 2009. Vol. 4.P. 220-223.

89. Bayol N.U. et al. Documentação de atresias do intestino delgado: uma experiência de uma única instituição na Turquia (22 casos). Turk. J. Med. Sci. 2011. Vol.41, No.6. P. 10651069.

90. BestK.E., TennantP.W., Addor M.C. et al.Epidemiologia da atresia do intestino delgado na Europa: um estudo baseado em registos. Arch. Dis. Child. Fetal Neonatal Ed. 2012. Vol. 97, № 5. P. F353-358.

91. BlaszczynskiM., PorzucekW., BecelaP., Gadzinowski J. T-tube enterostomy in surgical management of emergency cases in neonate. Arch. Perin. Med.2011.Vol. 13, № 2. P. 93-96.

92. Boo Y., Goedeke J., Engel V., Muenstere O. Relato de um caso de cirurgia laparoscópica

93. Bracho-BlanchetE., Gonzalez-ChavezA., Davila-Perez R. et al. Factores prognósticos relacionados com a mortalidade em recém-nascidos com atresia jejuno-ileal. Cir. Cir. 2012. Vol. 80, № 4. P. 345-351.

94. Burjonrappa S.C. Crete E., Bouchard S. Factores de prognóstico na atresia jejuno-ileal. Pediatr. Surg. Int. 2009. Vol. 25. P. 795-798.

95. Burjonrappa S.C., Crete E., Bouchard S. Resultados comparativos na atresia intestinal: uma análise dos resultados clínicos e da fisiopatologia. Pediatr. Surg. Int. 2011. Vol. 27, № 4. P. 437-442.

96. BurkiT., KihoL., Scheimberg I. et al. Obstrução intestinal funcional neonatal e presença de células ganglionares gravemente imaturas na biopsia rectal: uma experiência de 6 anos. Pediatr. Surg. Int. 2011. Vol. 27, № 5. P. 487-490.

97. Charles W.H., Stanley T.L., Sani Z.Y. et al. Enteroplasty for Complicated Meconium Ileus. Curr. Pediatr. Rev. 2010. Vol. 6, № 4. - P. 234-236.

98. Charlorin P, Louima O, Pierre GS, Peigne R, Bowder A, Grazia Maria A, Sylvio A. (2020). Uso de jejunostomia de alimentação em uma atresia jejuno-ileal tipo IV em um país de baixa renda. Relatos de casos do Journal of Pediatric Surgery. https://doi.org/10.1016Zi.epsc.2020.101580

99. Chirdan L.B., Uba A.F., Pam S.D. (2004). Atresia intestinal: problemas de gestão num país em desenvolvimento. Pediatr Surg Int. 20:834837. https://doi.org/10.1007/s00383-004-1152-4. PMid:15138787

100. Dao D.T., Demehri F.R., Barnewolt C.E. et al. Uma nova variante de atresia jejunoileal tipo III. J PediatrSurg. 2019;54(6): 1257-1260. https://doi.org/10.1016/j. jpedsurg.2019.02.003.

101. Das P.C., Shrecdhara K.A. Apple peel jejunal atresia in a neonate: a rare cause of intestinal obstruction. Int. J. Biomed. Res. 2012. №3.P. 114-115.

102. Dewberry L.C., Hilton S.A., Vuille-Dit-Bille R.N., Liechty K.W.. A enteroplastia cónica é uma alternativa à ressecção do intestino dilatado na atresia do intestino delgado? J. Surg Res. 2020. 246:1-5. doi: 10.1016/j.jss.2019.08.014

103. Diagnóstico de anomalias fetais. G. Pilu, K. Nicolaides, R. Ximenes, P. Jianty. - Londres: ISOUG e Fetal Medicine Foundation, 2002. - 135 p.

104. Reparação de atrésia duodenal num neonato utilizando um novo dispositivo de agrafagem em miniatura. Int J. of Surg Case Reports. 2017;30:31-33.

105. Efrati O. et al. Meconium ileus in patients with cystic fibrosis is not a risk fator for clinical deterioration and survival: the Israeli Multicenter Study. J.Pediatr. Gastroenterol. Nutr. 2010. Vol. 50, № 2. P. 173-178.

106. Ekenze S.O., Ibeziako S.N., Ezomike U.O.. Trends in neonatal intestinal obruction in a developing country, 1996-2005 (Tendências da obstrução intestinal neonatal num país em desenvolvimento, 1996-2005). World J. Surg. 2007.Vol. 31, № 12. P. 2405-2409.

107. Eltayeb A.A. Different surgical techniques in management of small intestinal

atresia in high risk neonates.J. Pediatr. Pediatr. Surg. 2009. - № 5.P. 31-35.

108. Fragoso A., Ortiz R., Hernandez F., Olivares P., Martinez L., Tovar J.A. Função gastrointestinal superior defeituosa após reparação de atrésia esofágica e duodenal combinada. J. Pediatr. Surg. 2015; 50 (4): 531-4.

109. Gfroerer S., Fiegel H., Ramachandran P. et al. Changes of smooth muscle contractile filaments in small bowel atresia. World J. Gastroenterol. - 2012. Vol. 18, №24. P. 3099-3104.

110. Ghafouri-Taleghani F. T., N. Abdolreza, Ahmadreza Z. Resultados clínicos a longo prazo da atresia do intestino delgado em crianças, uma experiência num único centro. Govaresh. 2015. Vol. 31, № 12. P. 2405-2409.

111. BertholdK., OlivierG., JoanneH. et al. Guidelines on Pediatric Parenteral Nutrition of the European Society of Pediatric Gastroenterology, Hepatology and Nutrition (ESPGHAN) and the European Society for Clinical Nutrition and Metabolism (ESPEN), Supported by the European Society of Pediatric Research (ESPR). J. Pediatr. Gastroenterol. Nutr. - 2005. - No. 41, Suppl. 2. - P. 81 - 87.

112. H., Lane G.J., Miyano T. Cirurgia assistida por laparoscopia para atresia do intestino delgado diagnosticada no período pré-natal: simples, segura e praticamente sem cicatrizes. J. Pediatr Surg. 2004;39:1815-1818.

113. Henderson L.B., Doshi V.K., Blackman S.M. et al. Variation in MSRA modifies risk of neonatal intestinal obstruction in cystic fibrosis. PLoS Genet. 2012. Vol. 8, № 3. http://www.biomedsearch.com.

114. Hill S., Koontz C.S., Langness S.M., Wulkan M.L.. Reparação laparoscópica versus aberta da obstrução duodenal congénita em bebés. J. Laparoendosc. Adv. Surg. Tech. A. 2011; 21 (10): 961-3.

115. Hyseni N. et al. Successful treatment of multiple jejuno-ileal atresia by four primary anastomosis and trans anastomotic silastic stents. J.K.Sci. - 2009.Vol. 11.P.136-138.

116. Imran M.U., Rehman T. Atresia Sigmoide de Wahed. Uma causa rara de obstrução intestinal neonatal. J.KUST Med. 2009. Vol.1, No.2. P. 71-72.

117. Islam S.S., Faisal I., Ahmed M. Etiologia e resultados do tratamento da obstrução intestinal neonatal num hospital terciário. J. Ped. Sur. Bang. 2010.Vol. 1,№1.P.30-36.

118. JawadM, KlafkowskiG, LenneyW, Gilchrist F.J.Obstrução intestinal secundária a aderências num bebé com fibrose quística. BMJCaseReports. 2013. http://casereports.bmj.com/content/2013/bcr-2013-0104444.

119. Jeanty C., Frayer E.A., Page R., Langenburg S.Neonatal ovarian torsion complicated by intestinal obstruction and perforation, and review of the literature. J. Pediatr. Surg. 2010. Vol. 45, № 6. - P. 5-9.

120. John G., S.O. Choi, Raffensperger M.D. Childrens surgery: a worldwide history. PediatricSurgeryBooks .McFarland.2013. http://www.pediatricsurgerybooks.com.

121. Jung E. Vólvulo segmentar primário do íleo imitando a síndrome do tampão de

mecónio. J. Korean Surg. Soc. - 2011.-Vol. 80. - P . 85-87.

122. Khalaf A.A., Al-Obaidy M.A. Jejunoileal Atresia A study of 60 cases in children welfare teaching hospital. J. Fac. Med. Baghda. 2010. Vol. 52, № 3. P. 248-245.

123. Kozlov Y., Novogilov V., Podkamenev A., Weber I. Anastomoses intestinais agrafadas em cirurgia do recém-nascido. Eur. J. Pediatr. Surg. 2013. Vol. 23, № 1.P. 6366.

124. Li B, Chen W, Wang S, et al. Cirurgia assistida por laparoscopia para atresia e estenose intestinal neonatal: relato de 35 casos. J.Pediatr. Surg. Int. 2012; 28(12):1225-1228.

125. Machmouchi M. Novo reparo cirúrgico bem-sucedido em uma etapa para atresia de casca de maçã. Open Access Surg. - 2011. Vol. 4. P. 53-56.

126. Millar A.J.W. Síndrome do Intestino Curto.2011. http://global-help.org.

127. Mirza B., N. Bux II. Dilatações Segmentares Congénitas Múltiplas do Cólon. Cirurgia Neonatal. 2012. Vol. 1, №3. P.5-8.

128. Mitul AR. "Obstrução Intestinal Neonatal Congénita". J. ofNenatal Surgery. 2016. Out-Dez; 5(4): 41.

129. Mohamed S.Sh., Kamal K, Mohamed S.Sh., Gregor W. Intestinal malrotation and volvulus in infants and children (Má rotação intestinal e vólvulo em bebés e crianças). BMJ. 2013. Vol. 347.

130. Mohammad I., Rehman H.U., Rehman I.U.. Resultado do procedimento de Bishop Koop em atresias jejenoileais neonatais: uma análise retrospetiva. Korean Med. Journal. 2011. № 3. P. 52-56.

131. Morris G., Kennedy A. Jr., Cochran W. Anomalias congénitas do intestino delgado. Uma revisão e atualização. CurrGastroenterol Rep. 18(4): 16, 2016. doi: 10.1007/s11894-016-0490-4

132. Nusinovich Y, Revenis M, Torres C. Long-term outcomes for infants with intestinal atresia studied at Children's National Medical Centre. J. Ped. Gastroenterol. Nutrit. 2013. Vol. 57, № 3. P. 324-329.

133. Osifo O.D. Obstrução intestinal neonatal no Benim, Nigéria. Afr. J. Paediatr. Surg. 2009. Vol. 6, № 2. P. 98-101.

134. Osifo O.D. Management of intestinal atresia: Challenges and outcomes in a resource-scarce region (Gestão da atresia intestinal: desafios e resultados numa região com poucos recursos). J. Surg. Pract. 2009. Vol. 13.P. 36-41.

135. Osifo O.D., M.E. Ovueni. Prevalência, padrões e causas de morte de neonatos cirúrgicos em dois centros cirúrgicos pediátricos de referência em África. Ann. Pediatr. Surg. 2009. - Vol. 5, № 3. P. 194-199.

136. Ozturk H., Gedik S. et al. Uma análise abrangente de 51 recém-nascidos com atresia intestinal congénita. Saudi Med. J. - 2007. Vol. 28. - P. 1050-1054.

137. Paradiso V.F., Briganti V., Oriolo L. et al. Obstrução do mecónio na ausência de fibrose quística em bebés de baixo peso à nascença: um desafio emergente devido ao aumento da sobrevivência. Ital. J. Pediatr. 2011. Vol. 37. P. 55.

138. Patel R.V., Shepherd G., Kumar H., N. Patwardhan. Síndrome de Currarino neonatal apresentando-se como obstrução intestinal. BMJCase Reports.2013. http://www.researchgate.net.

139. Patil V.K Hemorragia adrenal neonatal que se apresenta como obstrução intestinal. Ind. Pediatr. 2011. Vol. 48, № 9. P. 738-739.

140. Polin R., Spitzer A. Fetal and neonatal secrets. St. Louis: Mosby, 2007. P. 428.

141. Puralingegowda A.K., Mohanty P.K., Razak A. et al. Obstrução intestinal neonatal secundária a um quisto de duplicação do intestino delgado. BMJ Case Reports. 2014. http://casereports.bmj.com.

142. Raghu S. Sadashiva R., Kishan B.S. Primary segmental volvulus mimicking ileal atresia. J. Neonat. Surg. 2013. № 2. P. 6-9.

143. Rathod K.J., Mohd Z., Kanojia R., Rao K.L.. A dilatação ileal segmentar: uma causa insuspeita de obstrução intestinal neonatal. Trop. Gastroenterol. 2012. Vol. 33, №2. P.143-146.

144. Rode H., Numanoglu A. Diagnóstico e tratamento. J. Pediatr. Surg. 2009. Vol. 8. P. 405-414.

145. Rothenberg S.S. Laparoscopic duodenoduodenostomy for duodenal obstruction in infants and children (Duodenoduodenostomia laparoscópica para obstrução duodenal em bebés e crianças). J. Pediatr. Surg. 2002; 37: 1088-9.

146. Saha H, Halder A, Chatterjee U, et al. Estudo clinicopatológico dos músculos lisos intestinais, células intersticiais de Cajal e neurónios entéricos na atresia jejunoileal neonatal, com especial referência à morfometria muscular. J. Pediatr.Surg. 2019;54(11):2291-2299. https://doi.org/10.1016Zj. jpedsurg.2019.06.003

147. Saha S., Koner H., Saha K. et al. Uma obstrução intestinal neonatal com apresentação invulgar. J. Ind. Med. Assoc. 2006. - Vol. 104, № 5. P. 267-268.

148. Santulli T.V., Blanc W.A. Atresia congénita do intestino: Patogénese e tratamento. Ann. Surg. 1961. Vol. 154. P. 939.

149. Sato K., Uchida H., Tanaka Y. et al. Stapled intestinal anastomosis is a simple and reliable method for management of intestinal caliber discrepancy in children. J. Pediatr. Surg. Int. 2012. Vol. 28. P. 893-898.

150. Shakya V.C., Agrawal Ch.S. Management of jejunoilealatresias: an experience in eastern Nepal. BMC Surg. 2010. Vol. 10. P. 35-39.

151. Sinha Sh., Sarin Y.K.. O resultado da atresia jejuno-ileal associada ao achado intra-operatório de vólvulo do intestino delgado. J. Neonat. Surg. 2012. Vol. 1, № 3. P. 38.

152. Springer Sh.C. Obstrução intestinal no recém-nascido. Medscape Reference. 2011. http://y/emedicine.medscape.com.

153. Stollman T.N., BlaauwI.D., WijnenM.H.et al. Diminuição da mortalidade mas aumento da morbilidade em recém-nascidos com atrésia jejunoileal; um estudo de 114 casos num período de 34 anos. J. Pediatr. Surg. 2009. Vol. 44. P. 217-221.

154. Tsai L.Y., Hsieh W.S., Chen C.Y. et al. Caraterísticas clínicas distintas de doentes com obstrução duodenal congénita num centro médico em Taiwan. J. Pediatr.

Neonatology. 2010. Vol. 51, № 6. P. 343-346.

155.   VinocurD.N., Lee R.L.. Eisenberg Obstrução intestinal neonatal. AJR. 2012. Vol. 198, № 1. P. W1-10.

156.   Walk C., Meagher D., Christian J., Barnett S., Pence J., Chaudhary M.,William J., Cochran M.D. Geisinger ClinicOverview of Congenital Gastrointestinal Anomalies. Atresia Jejunoileal. Neonat. Surg. 2012. Vol. 1, № 3. P. 38.

157.   Yamataka A., Koga H., Shimotakahara A. et al. Cirurgia assistida por laparoscopia para atresia do intestino delgado diagnosticada no período pré-natal: simples, segura e praticamente sem cicatrizes. J. Pediatr Surg. 2004;39(12):1815-1818.https://doi.org/10.1016/j.
jpedsurg.2004.08.029.

158.   Yang S., Wang M., Shen C. Plicação intestinal na atresia jejunal alta neonatal. Medicine.   2019;98(19):e15459.   https://doi.org/10.1097/ MD.0000000000015459.

159.   Martinez-Ferro M., Rothenberg S., St Peter S., Bignon H., Holcomb G. Laparoscopic treatment of post necrotising enterocolitis colonic strictures. J. Laparoendosc Adv. Surg. Tech. A.2010;20:477-480.

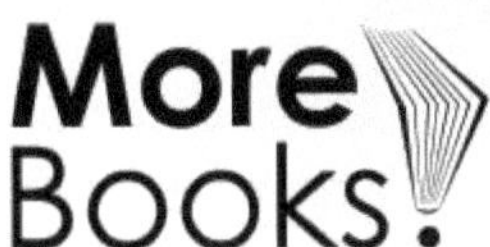

More
Books!

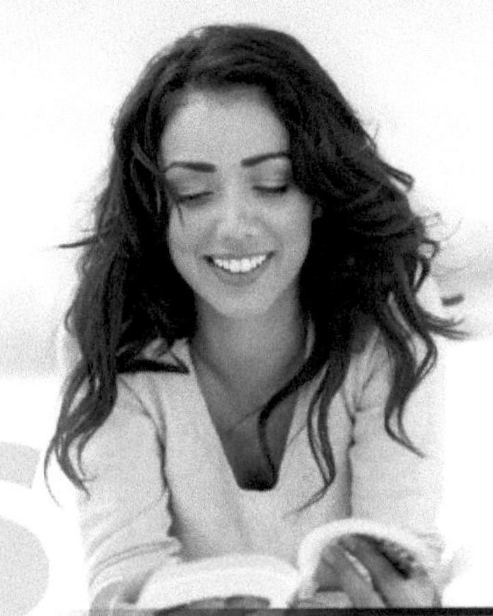

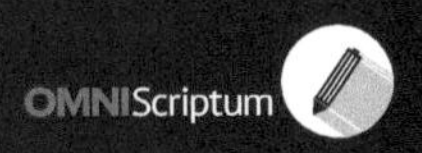

info@omniscriptum.com
www.omniscriptum.com
OMNIScriptum

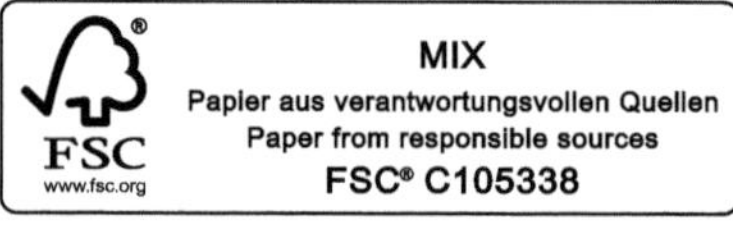

Printed by Books on Demand GmbH, Norderstedt / Germany